IG

Indice glycémique

Votre dernier régime !

Direction : **Stephen Bateman**
Direction éditoriale : **Pierre-Jean Furet**
Responsable éditoriale : **Tatiana Delesalle-Féat**
Conception de la maquette et de la couverture : **Nicole Dassonville**
Réalisation : **Catherine Le Troquier**
Secrétariat d'édition : **Noémie Coquet**
Lecture-correction : **Chloé Chauveau**
Fabrication : **Amélie Latsch**
Contact presse : **Camille Carlier**
Contact commercial/partenariats : **Sophie Augereau**

IG

Indice glycémique

Votre dernier régime !

À mes sœurs

SOMMAIRE

Avant-propos : *Vivre ou laisser mourir !*

Un matin de décembre 1989, tandis que je m'apprêtais à partir travailler, la sonnerie du téléphone retentit. Ma mère, en pleurs, m'annonça le décès brutal de ma sœur aînée, alors âgée de 39 ans. C'est durant son sommeil qu'elle avait été emportée, à la suite d'une douleur thoracique intense.

Enseignante, mariée, mère de deux enfants, elle n'avait jamais, jusqu'à cette dramatique nuit, évoqué le moindre trouble qui aurait pu laisser présager ce malheur. Pourtant, les antécédents familiaux, le stress et un excédent de poids de plus de 20 kilos par rapport à celui qu'elle aurait dû avoir compte tenu de sa taille représentaient des facteurs de risque majeurs sur le plan cardio-vasculaire et auraient dû l'alerter. L'infarctus du myocarde qui l'a frappée et sa mort pouvaient être directement liés aux mauvaises habitudes alimentaires.

Jeune médecin installé, je savais tout cela, mais, comme chacun le pense, je me disais : « Ça n'arrive qu'aux autres ! » Ainsi, il m'a fallu être confronté à cet événement douloureux pour enfin prendre conscience que la surcharge pondérale et, *a fortiori*, l'obésité sont des maladies à part entière, des maladies sournoises, pouvant ôter la vie de chacun d'entre nous d'un instant à l'autre !

Alors âgé de 29 ans, j'accusais un excès de poids de plus de 16 kilos. L'arrêt de toute activité physique ainsi qu'une alimentation facile et totalement déséquilibrée m'avaient fait grossir insidieusement sur une durée de cinq ans. Une vie professionnelle débordante m'orientait vers une nourriture rapide, composée de viennoiseries, de sandwichs ou de pizzas. Comme je suis issu d'une famille ayant tendance à l'embonpoint, la prise de poids était inévitable !

C'est en notre nom que je décidai alors d'étudier afin de créer un programme alimentaire suffisamment intelligent pour permettre, non seulement, de maigrir sans contrainte, mais aussi de ne pas reprendre ce qui était perdu.

Malheureusement, les études de médecine ne nous apprennent pas grand-chose en matière de nutrition. En schématisant, elles révèlent que nous grossissons parce que nous mangeons « trop et mal », et qu'il suffit simplement de manger « moins et mieux » pour perdre du poids. Cela semble très réaliste en théorie, mais chacun sait qu'en pratique c'est une autre paire de manches !

« Manger trop ou manger moins » sous-entend la notion de calories. Vous les connaissez parfaitement, ces calories, et vous tentez de les combattre sans cesse, mais en vain !

Il est certain que réduire les apports caloriques engendre une perte de poids, mais encore faut-il savoir tenir dans le temps car ces régimes sont source de faim et de fatigue ! Les études prouvent d'ailleurs l'inefficacité de ces méthodes d'amaigrissement, dites « basses calories », avec abandon puis reprise des kilos perdus dans plus de 92 % des cas. Le résultat est le classique effet yo-yo – ou peut-être devrais-je dire « effet yo-yo grossissant » – que vous avez déjà tous probablement testé !

Comme j'avais essayé moi-même ces méthodes et trouvé le principe contraignant et inefficace à court ou moyen terme, je décidai de chercher autre chose et je me plongeai dans la bibliographie des dernières données scientifiques. De document en document, je me passionnai pour un domaine souvent négligé par mes confrères et je découvris de nouveaux éléments remettant totalement en cause les idées reçues.

Ce concept naissant me permit d'éliminer aisément ces 16 kilos, et de retrouver ainsi une excellente forme physique.

Maigrir intelligemment reste avant tout « ne pas manger moins ». Manger à satiété de façon à ne jamais souffrir de la faim fait la notoriété de cette méthode et le succès d'un maintien facile du poids tant désiré ! Voilà ce que je suggère, avec un excellent taux de réussite !

Depuis 1991, je préconise une méthode d'amaigrissement et d'amincissement dont je suis le créateur, non sur le fond mais sur la forme, différente des autres et allant à l'encontre des idées préconçues.

Sa célébrité est désormais établie, non seulement parce qu'elle fait maigrir mais aussi parce qu'elle fait disparaître la cellulite. Toutes ces années m'ont permis de la mettre en pratique sur des milliers de patients, de la corriger et de l'affiner au cas par cas. Elle est novatrice, sans contrainte, et peut s'adapter à chacun d'entre vous.

Pas besoin de stars pour vous prouver ce que j'écris, mais de simples témoignages où des patients, le commun des mortels, comme vous, relatent leurs doutes vis-à-vis du principe de la méthode et leur agréable surprise face aux résultats.

Au travers de ce livre, je vais vous démontrer qu'il est possible de maigrir tout en restant gastronome. Ce n'est plus la quantité mais la qualité des aliments qui importe, avec l'art et la manière de les assortir.

Dans les chapitres suivants, je vous dévoile l'ensemble de mes secrets et le moyen infaillible de ne jamais reprendre les kilos perdus. ■

Docteur CLAUDE ALLARD

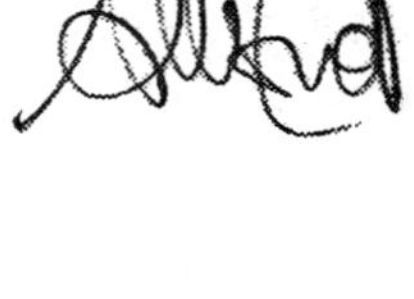

L'heure est grave, mais pas désespérée !

Les dernières statistiques françaises établies par l'INSEE révèlent que plus de 18 millions d'entre nous sont en surcharge de poids et plus de 6 millions en état d'obésité. En d'autres termes, un Français adulte sur trois est trop gros et un sur dix est obèse. On estime à 6 % par an l'augmentation de l'incidence de l'excès pondéral et, selon cette progression, une personne sur cinq sera obèse en 2020.

Des chiffres préoccupants

L'Organisation mondiale de la santé (OMS) communique des chiffres totalement effrayants : dans le monde, 1 milliard d'adultes sont en surpoids et plus de 300 millions sont obèses. L'OMS n'hésite pas à parler d'une épidémie planétaire et rappelle qu'il s'agit du premier fléau mondial survenu à la fin du XXe siècle. Les termes « épidémie » et « fléau » peuvent choquer, pourtant ils reflètent parfaitement l'étendue du problème.

L'obésité a triplé en vingt ans, et elle se répand comme le fait une simple épidémie grippale. Les risques d'hypertension artérielle sont multipliés par quatre, ceux de troubles du cholestérol, par trois, et ceux de diabète, par neuf.

Les maladies cardio-vasculaires, neurologiques, ophtalmologiques et rénales qui en découlent, ainsi que les désordres métaboliques, les problèmes rhumatologiques et les cancers sont tout un panel de conséquences de l'obésité auquel, j'en suis sûr, vous n'auriez même pas pensé !

Plus de la moitié des 56 millions de décès annuels pourrait avoir un lien direct avec l'obésité. Elle est, sans aucun doute, un mal sournois qui détruit lentement mais sûrement de l'intérieur !

L'obésité de l'enfant

Beaucoup plus grave encore, les risques d'obésité de l'enfant ont considérablement augmenté ces dernières années. Ils sont la résultante d'un nouveau cocktail d'habitudes de vie associant le manque total d'activité physique et le grignotage facile, totalement déséquilibré et axé sur l'excès de sucres et de graisses.

De récentes statistiques montrent qu'en Europe 21 % des filles et 16,7 % des garçons âgés de 10 ans ont un excès de poids. En l'espace de quinze années, le nombre d'enfants en surpoids s'est trouvé multiplié par trois, et le nombre d'enfants obèses par neuf. Ces enfants ont trois fois plus de risques que les autres de souffrir d'une maladie cardio-vasculaire, et neuf fois plus de risques d'être victimes de diabète.

Si nous ne prenons pas garde, ces enfants sont condamnés à devenir une génération « perdue ». Confrontés à de nombreuses et, pourquoi pas, de nouvelles pathologies, leurs vies en seront raccourcies à une époque où l'espérance de vie augmente. Imaginez, une seule seconde, les répercussions socio-économiques !

Face à ce véritable problème de santé publique, l'Organisation mondiale de la santé tente de sensibiliser les médecins et de les faire agir le plus tôt possible ; les gouvernements successifs, par des spots publicitaires, incitent la population à une alimentation plus saine et équilibrée ; les médias, au travers d'émissions entièrement consacrées au sujet, rendent visible l'étendue du problème.

C'est peu de dire l'importance des mesures sanitaires à prendre à l'échelon européen !

Qui est trop gros ?

Les nutritionnistes utilisent l'indice de masse corporelle (IMC), plus précis que le simple poids de l'individu.

IMC = poids divisé par la taille au carré

Si par exemple vous mesurez 1,60 mètre et pesez 64 kilos, votre IMC est égal à :

$$\frac{64}{(1{,}60 \times 1{,}60)} = 25$$

QUE SIGNIFIE L'INDICE DE MASSE CORPORELLE ?

IMC < 18 : personne trop maigre

IMC entre 18 et 25 : personne de poids normal

IMC entre 25 et 30 : personne en surpoids

IMC entre 30 et 40 : personne obèse

IMC > 40 : personne en état d'obésité morbide

Cette méthode de calcul, puisqu'elle ne tient compte que du poids et de la taille, semble cependant inappropriée pour les personnes dotées d'une ossature forte et d'une musculature bien développée : l'IMC résultant déclare alors la personne dans un état plus avancé qu'elle ne l'est en réalité. Ainsi, quand une formule n'est pas applicable à l'ensemble d'une population, elle ne devrait pas exister !

Pour ma part, je n'utilise que le tour de taille pris au niveau du nombril. À lui seul, il permet d'appréhender les risques cardio-vasculaires encourus.

L'obésité abdominale commence dès que :

- le tour de taille est supérieur ou égal à 102 cm chez l'homme ;
- le tour de taille est supérieur ou égal à 88 cm chez la femme.

On parle beaucoup du tabac et de ses ravages, mais on néglige trop les conséquences de l'alimentation quotidienne sur la santé. La nutrition tue beaucoup plus que le tabac ! Croyez-moi !

Le syndrome XXL

Il s'agit d'un ensemble d'anomalies touchant de 25 à 45 % des adultes dans les pays industrialisés. En France, plus de 20 % de la population adulte serait concernée par ce fléau communément appelé « syndrome métabolique ». Il s'agit de personnes au profil très banal : des femmes et des hommes plutôt sédentaires, avec une tendance au surpoids localisé au-dessus de la ceinture, présentant trois types de désordres métaboliques (glycémie, triglycérides et cholestérol) et, enfin, ayant une tension artérielle légèrement élevée. En général, cette population est en bonne santé apparente.

Les valeurs retenues pour définir le syndrome métabolique sont :

- une obésité abdominale (pris au niveau du nombril, le tour de taille est supérieur à 102 cm chez l'homme et à 88 cm chez la femme) ;
- un taux de triglycérides supérieur ou égal à 1,5 gramme/litre ;
- un taux d'HDL-cholestérol inférieur à 0,5 gramme/litre chez l'homme et à 0,4 gramme/litre chez la femme ;
- une glycémie à jeun supérieure ou égale à 1,1 gramme/litre ;
- une tension artérielle supérieure ou égale à 13/8,5 millimètres de mercure.

On parle de syndrome métabolique dès que trois de ces critères sont vérifiés.

Cela peut paraître anodin, et pourtant ce syndrome multiplie par deux le risque de présenter une maladie cardio-vasculaire dans les dix ans, par trois celui de faire un infarctus, par quatre celui de mourir subitement et par cinq à sept celui de souffrir de diabète. Après de nombreux travaux de recherche, il semblerait que l'obésité abdominale (ou la graisse accumulée autour de la taille) soit l'élément redoutable des risques cardio-vasculaires liés au syndrome métabolique.

Une journaliste écrivait récemment que, si les médecins avaient tous dans leurs dossiers médicaux le tour de taille de chacun de leurs patients, un grand pas serait franchi en médecine de ville. Elle a raison ! Cette mesure devrait être systématiquement prise, comme l'on prend la tension ou le poids !

À SAVOIR

Le surpoids est encore plus grave chez l'enfant. Il n'existe pas de définition du syndrome métabolique pour lui malgré l'explosion des chiffres de l'obésité chez les jeunes. On estime qu'entre 10 et 50 % des enfants et des adolescents obèses ont un risque cardio-vasculaire plus élevé et plus précoce par rapport à l'adulte. ■

Maigrir ne devrait plus être un simple effet de mode !

De tout temps et dans toutes les civilisations, le fait de manger a toujours eu la même signification. Avant tout, la survie. Les aliments contiennent des éléments essentiels, indispensables et vitaux pour l'organisme. Ensuite, le plaisir. L'odeur est l'un des premiers sens stimulés dès l'arrivée d'un plat sur la table. Le mariage des couleurs et des saveurs flatte la vue et le goût. Les restaurateurs le savent et en tirent profit. Enfin, le moyen de se retrouver en famille ou entre amis. C'est le côté social et convivial d'un bon repas.

Maigrir, une obsession

Les traditions se perpétuent et les habitudes alimentaires prises dans l'enfance se gardent toute la vie. Cependant, les besoins d'autrefois ne sont plus les mêmes aujourd'hui. Les conditions de vie ont bien évolué ; le confort et le manque total d'activité physique permettent difficilement l'élimination d'une alimentation exclusivement grasse et sucrée. Les chiffres croissants du surpoids et de l'obésité en sont bien la preuve. Maigrir est aujourd'hui l'objectif, pour ne pas dire l'obsession, de milliers d'entre nous. Malheureusement, l'enjeu économique est tel qu'il est facile de profiter de notre ignorance et de notre crédulité pour dire et écrire n'importe quoi sur le sujet. L'art et la manière de maigrir ont fait couler tant d'encre ! Tant de promesses ont déjà été faites !

Tout le monde souhaite perdre du poids, mais, à la vue de toutes ces divergences, plus personne ne s'y retrouve ! L'excès de poids génère un tel mal-être, tant physique que psychique, que celui ou celle qui le vit reste à l'affût de la solution miracle. Au risque de vous décevoir, je dirais qu'elle n'existe pas.

L'image du corps et la mode

Les couturiers et les publicistes actuels imposent à la société l'image d'une femme filiforme, sans fesses ni poitrine, à laquelle chacune tente de s'identifier. Les rondeurs laissent place à la minceur, qui reste synonyme de beauté et de jeunesse du corps. Il faut dire que la femme s'habille plus légèrement et se doit de conserver une certaine sveltesse. Le sport, reconnu essentiel au bien-être tant physique que psychique, se pratique souvent dans une tenue près du corps, et par conséquent exige d'avoir des formes « parfaites » qui puissent être dévoilées.

Cependant, la morphologie naturelle de la plupart des femmes et des jeunes filles semble bien loin de l'image que véhiculent les top-modèles ! Dès l'approche des beaux jours, comme par enchantement, les recettes affluent dans les pages des magazines féminins, avec pour seule intention faire maigrir vite, bien et souvent sans effort ! « Perdez 5 (ou 10 ou 15) kilos en un temps record ! »

Voilà de quoi séduire toutes celles et tous ceux qui souhaitent à tout prix rentrer dans le maillot de bain des prochaines vacances ! Le nombre de ces régimes, tous aussi miraculeux les uns que les autres, témoigne à la fois de votre incontestable attente et de leur inefficacité à moyen comme à long terme ! La grande majorité de ces modes d'amaigrissement présente de sérieux inconvénients, dont le principal est d'induire la reprise inévitable des kilos perdus, voire davantage, dès que l'effort se relâche.

Avant de vouloir devenir un top-modèle, posez-vous d'abord la simple question suivante : « Pourquoi ai-je grossi ? »

Premièrement, parce que vous avez sans doute hérité d'une tendance génétique à grossir (contre laquelle vous ne pourrez jamais lutter). Deuxièmement, parce que vous mangez mal ; vos habitudes alimentaires sont mauvaises.

Ainsi, un amaigrissement ne peut se mener à bien qu'à la seule condition d'accepter de devoir changer quelque chose dans la manière de se nourrir, et de le vouloir vraiment, en accord avec les règles de la nature humaine.

Une exclusion sociale évidente

Quant au mental, il ne va pas bien du tout ! On ne s'accepte pas ainsi, on fuit son image et le regard des autres. Pour être accepté par la société actuelle, égoïste, ironique, intransigeante, voire intolérante, il faut répondre à certains critères, dont ne fait pas partie le fait d'avoir un poids excessif. Malgré les chiffres croissants de l'embonpoint et de l'obésité, les personnes en surpoids ne représentent pour l'instant qu'une minorité. Elles sont hors norme, donc exclues.

Je citerai quelques anecdotes que mes patients obèses me rapportent souvent. Avez-vous déjà imaginé les difficultés que les personnes obèses peuvent rencontrer dans leur vie de tous les jours ? Prenez simplement les fauteuils, pour lesquels la largeur des accoudoirs est standardisée ! Le problème peut aussi se présenter dans les trains et les avions, les cinémas ou les salles de spectacle. La largeur des portes et la hauteur des marches sont encore d'autres soucis.

Lors d'un séjour en Californie, j'avoue être resté stupéfait face au déploiement d'un monte-charge pour permettre à une énorme personne de monter à bord d'un autobus. À la vue du nombre impressionnant d'obèses, je comprenais mieux les baignoires au ras du sol, la grandeur des douches ou la largeur des lits d'hôtel !

EN RÉSUMÉ

- Les causes du surpoids sont connues et évidentes : premièrement, le manque ou l'absence totale d'activité physique ; deuxièmement, les mauvaises habitudes alimentaires favorisant les sucres et les graisses.

- Admettez que votre prise de poids est bien consécutive à de mauvais comportements, comme l'ingestion régulière de plats préparés, les repas pris sur le pouce voire sautés, le grignotage (sucreries, fromage ou charcuterie) ! Je pense que vous êtes dorénavant prêt à accepter le fait que, pour perdre du poids et vous maintenir ensuite, il va falloir changer votre manière de procéder entre le lever et le coucher.

- La phase d'amaigrissement doit être l'éducation d'une alimentation saine et équilibrée. Elle comprend quelques interdits qui disparaissent dans la phase de stabilisation, durant laquelle la gestion des aliments, du temps et du poids vous est enseignée.

- Supprimer les kilos superflus n'est pas « un long fleuve tranquille » et ne doit jamais être une course contre la montre ! Sachez prendre le temps qu'il faut pour modifier votre comportement, changer vos habitudes et acquérir un équilibre qui améliorera votre bien-être !

- Les chances de succès dépendent en premier lieu de vous, mais aussi de l'encadrement et du soutien pour lequel vous opterez. ■

La marche à suivre

Vouloir maigrir, n'est-ce pas le vœu de chacun d'entre nous ? La volonté est un premier pas, et la progression ne dépend que de la motivation personnelle.

Pour réussir un régime, il faut le vouloir

Prendre conscience de son corps et des conséquences médicales du surpoids demande de s'occuper de soi, d'accepter de se prendre en charge et de se laisser encadrer, de s'investir dans la seule intention de résultat. Un régime ne dure pas toute la vie. Il n'a lieu que pendant un laps de temps infime de l'existence avec l'apprentissage de nouvelles habitudes alimentaires. Démarrer un amaigrissement sans motivation suffisante est malheureusement voué à l'échec !

Projetez-vous dans le futur, imaginez le bien-être de se sentir plus léger !

Mon expérience prouve que, s'il est poussé par son conjoint, par ses parents ou par des amis, un individu consultant n'atteint jamais l'objectif recherché. Dans tout régime, à partir du moment où il est question de restriction voire d'interdiction, la tentation reste omniprésente.

C'est le propre de l'être humain que de toujours vouloir ce qui lui est interdit ! Résister nécessite beaucoup de volonté, et celle-ci ne peut venir que de vous et non de votre entourage.

MON CONSEIL

- Ne visionnez jamais l'objectif en vous disant : « Je dois encore perdre tout ça ! » Dites-vous plutôt : « J'ai perdu tant et il ne me reste plus que tant à perdre ! »

- Fixez-vous des objectifs (le passage d'une dizaine ou l'obtention d'un poids antérieur signifiant) et accordez-vous une récompense ! Régalez-vous d'un plat interdit, par exemple… C'est la meilleure chance de progression !

- Et pourquoi ne pas tenir un carnet de bord ? Un simple cahier où vous noteriez les repas, la perte de poids et toutes vos impressions, tout ce qui vous passe par la tête. Qu'il s'agisse de points positifs ou négatifs, prenez note de tout ! Mais attention, gardez ce cahier pour vous et ne le montrez pas ! Discutez-en simplement avec votre médecin. Lisez-le souvent et, avant de succomber à la tentation, évaluez les bénéfices tirés de cet amaigrissement !

- L'idée de coller les unes aux autres, en accordéon, des « photomatons » mensuelles permet de constater l'évolution physique tout en faisant face à l'évidence : la disparition d'un triple ou double menton, l'affinement du visage avec la réapparition de son ovale, le raffermissement des chairs ou encore l'ouverture du regard. Une patiente, qui pesait plus de 170 kilos au départ, me rapportait au fur et à mesure de ses rendez-vous tous ces petits plus qui l'encourageaient à persévérer. Un bijou ajusté, la possibilité de mettre la ceinture de sécurité, puis l'accès facile au simple poste autoradio, l'aisance pour enfiler les chaussures, l'assise dans les fauteuils de cinéma et bien d'autres choses encore !

- Laissez votre balance au placard et ne vous pesez pas tous les jours. La perte de poids évolue en dents de scie. C'est comme s'il existait un rapport de forces entre l'organisme et le régime. Un coup il prend, un coup il lâche prise. La descente n'est pas linéaire, et il n'y a rien de plus démotivant que de voir son poids faire le yo-yo quand tant d'efforts sont fournis ! C'est tout à fait normal : en raison d'une adaptation progressive à la perte de poids, le corps doit corriger l'ensemble de ses paramètres. Je sais que vous vous en passeriez bien, mais c'est comme ça ! L'être humain est une « machine » extraordinaire, mais bien complexe !

- Prenez l'habitude de vous masser deux fois par jour les zones les plus grasses, comme le ventre, les fesses ou les cuisses, avec la crème la moins chère possible. Ce n'est pas celle-ci qui importe, et ne croyez pas toutes ces balivernes vantant les mérites de tel produit ou de tel autre ; le simple fait de malaxer la zone à traiter améliore rapidement l'aspect cutané en faisant progressivement disparaître les capitons (cet aspect peau d'orange) que vous détestez toutes ! Au risque de vous décevoir, mesdames, vos seules mains peuvent avoir le même effet que ces séances en institut qui vous ruinent mensuellement ! Le principe n'est qu'un palper-rouler superficiel, que vous pourriez tout aussi bien réaliser vous-mêmes à moindre frais.

- Enfin, imaginez-vous différent, tant physiquement que mentalement, osant affronter le regard des autres et la vie sous un nouvel angle ! Pour moi, conseiller en nutrition, il est si excitant de voir cette transformation, ou plutôt cette métamorphose du patient... La confiance en soi renaît, la tête se relève, le regard s'épanouit, et c'est absolument fabuleux !

Un suivi rapproché

Lorsque l'on souhaite maigrir, l'idéal est d'être encadré par un professionnel. La démarche d'un premier rendez-vous chez un médecin doit impérativement venir de votre propre initiative. C'est vous et vous seul qui souhaitez cette prise en charge !

Bien entendu, il n'est pas toujours possible de consulter lorsqu'on souhaite perdre du poids : ce livre est là pour vous guider et vous conseiller.

Le rôle du médecin est de vous accompagner, de vous guider, de vous conseiller, de vous soutenir et de vous faire apprendre. Charge à lui de vous aider moralement par des entrevues régulières, où l'écoute et les mots ont parfois toute leur importance. Il n'est pas là pour vous juger, et retenez toujours que vous maigrissez pour vous et non pour lui faire plaisir !

« L'espoir fait vivre »

Madame V. : *Je suis à l'aube de mes 40 ans, et il m'a fallu attendre tout ce temps pour enfin oser me regarder dans la glace !*

Petite, on me surnommait « la grosse à lunettes », ce qui ne faisait qu'aggraver mon complexe. J'étais la risée de mes camarades de classe comme des autres enfants du quartier, à tel point que je me renfermais sur moi-même et sur la nourriture, bien sûr !

Ma mère m'interdisait toute friandise, mais j'arrivais toujours à me débrouiller lors des récréations pour en récupérer quelques-unes.

Lorsque j'étais adolescente, mes parents me traînèrent de force chez un spécialiste réputé dans l'amaigrissement. Ce fut bien pire ! Tout supprimer, réduire mon alimentation à trois grains de riz et deux bouchées de viande me poussait au vice de manger en cachette. Inutile de dire que je ne maigrissais pas ; je dirais même que j'avais plutôt tendance à prendre un peu plus de poids !

À 19 ans, je pesais 105 kilos pour 1,72 mètre. Une nouvelle tentative de régime fut entreprise. Sur un même principe de réduction calorique, je perdis péniblement 6 kilos en pratiquement une année.

À 25 ans, je pesais 118 kilos. Je me détestais. Obligée de m'habiller comme une grand-mère, je ne regardais jamais mon corps, ou tout au plus mon visage et mes épaules, car j'avais positionné la glace suffisamment haut pour ne voir que cela.

Pas question de m'attarder dans un magasin où le miroir aurait pu me donner la véritable image de moi-même. Pas féminine pour deux sous, je ne m'acceptais pas et, même si j'enviais les jeunes filles minces, je les trouvais insipides et hideuses. J'en voulais à la terre entière d'être ainsi, et pourtant je ne pouvais qu'en vouloir à moi-même.

Cette année-là, un dimanche après-midi de juillet, alors qu'il faisait très chaud, une forte douleur dans la poitrine m'obligea à cesser mes activités. Je réalisai ce qui m'arrivait quand je me retrouvai hospitalisée aux soins intensifs avec le diagnostic d'infarctus du myocarde. J'étais stressée de nature et j'étais devenue, par la force des choses, une grosse fumeuse : les médecins ne semblaient pas étonnés d'une telle issue. Pour moi, par contre, la terre s'effondrait sous mes pieds. Comment imaginer qu'on puisse subir un tel événement aussi jeune ?

Alors, je réalisai que la vie ne tenait qu'à un fil et qu'elle méritait d'être vécue.

Les docteurs préconisèrent l'arrêt du tabac et me mirent d'office entre les mains d'une diététicienne. Pleine de bonnes résolutions, j'étais prête à tout. Mais ne plus fumer et se réduire à 1 000 calories par jour, c'était l'enfer ! Gavée de médicaments pour le cœur, mais aussi d'anxiolytiques et d'antidépresseurs, je perdis du poids à une vitesse folle. En trois mois, 15 kilos, et 22 kilos en six mois. Les suivis réguliers, tant chez la diététicienne que chez le cardiologue ou le généraliste, m'aidaient à progresser… mais à quel prix ! Faim, fatigue et quel caractère !

En neuf mois, j'étais toujours à 22 kilos de moins, ce qui semblait encore insuffisant aux yeux des médecins. Je n'en pouvais plus et je décidai de stabiliser ce poids de 96 kilos en m'octroyant de temps en temps de petits écarts.

Sur l'année, je repris 6 kilos, ce qui me fit de nouveau passer la barrière des 100. L'année suivante, 13 kilos de plus, et je revins quasiment au point de départ.

Les dix ans qui suivirent me virent grossir de 10 kilos. Avec pratiquement un nouveau régime par an (aussi contraignant que les précédents), avec perte et reprise de poids légèrement supérieure, je parvins à l'âge de 36 ans à un poids de 126 kilos. L'espoir s'estompait. Je n'y croyais plus, et cette épée de Damoclès au-dessus de ma tête m'angoissait de plus en plus. Le cardiologue insistait bien sur la nécessité de maigrir et, quand je lui demandais des conseils, tout ce qu'il savait me répondre était de « manger moins » en supprimant les graisses et les sucres.

À plusieurs reprises, j'entendis parler d'un médecin, le Dr Allard, qui pratiquait une méthode d'amaigrissement dans laquelle il n'était pas question de calories. Les résultats semblaient bons et il était dit qu'il avait lui-même perdu du poids. Un espoir se présentait, mais je n'y croyais pas vraiment.

Sur un an, je perdis 36 kilos. Au rythme de 3 kilos par mois, sans aucune contrainte et au moins sans avoir faim. La méthode consiste à supprimer quelques sucres de son alimentation et à les remplacer par d'autres, moins nocifs. Quand on a bien compris le système, on peut se faire plaisir avec de très bons petits plats. Entre amis ou au restaurant, c'est toujours possible. Le tout est de faire attention aux accompagnements. Il suffit de remplacer l'interdit par ce qui est autorisé.

Nos entrevues successives m'aidèrent énormément. Bien sûr que l'envie est présente ! Mais le fait de devoir monter régulièrement sur la balance vous découragerait plutôt.

L'année suivante, j'atteignis triomphalement le poids de 75 kilos. Jamais je n'aurais pu croire une chose pareille ! Le miroir me renvoyait l'image d'une inconnue qu'il m'a fallu apprendre à reconnaître et, surtout, admettre. C'est grâce au kinésithérapeute et à des massages que j'ai pu reprendre conscience de mon corps.

Les six mois de stabilisation furent faciles. Cette phase a beaucoup d'importance car elle m'a permis de me réconcilier avec certains aliments et d'éliminer définitivement d'autres qui me faisaient regrossir.

Nous sommes à trois ans d'un poids stable. Je ne dis pas que c'est facile tous les jours. L'expérience que j'ai vécue me permet de mieux contrôler mes pulsions. J'ai appris à gérer mon alimentation et mon poids, à la grande joie du cardiologue, qui a pu simplifier mon traitement devant la stabilité de ma tension artérielle et la normalité des bilans sanguins.

Le régime du Dr Allard a su me donner l'espoir d'enfin vivre plus longtemps, d'oser me regarder en face et de ne plus fuir le regard des autres. ■

La théorie des calories ne serait-elle qu'un leurre ?

Depuis plus de soixante-dix ans, nous sommes conditionnés par le fait que « nous grossissons parce que nous mangeons trop » et que « nous maigririons en mangeant moins » ! Ce concept est ancré dans l'esprit de la plupart d'entre nous, mais aussi dans celui des médecins, des nutritionnistes et des diététiciens. Toutes les recettes-miracles d'amaigrissement rapide, souvent établies par des médecins, sont basées sur le même procédé : manger moins, moins riche, moins gras, et donc moins calorique ! Les plus consciencieux diront tout de même qu'il faut « manger moins et mieux ». Ceux-là ont au moins le privilège d'équilibrer les repas !

Ce principe est aussi largement utilisé dans les stratégies marketing de l'industrie alimentaire, où la tendance actuelle est aux produits dits « allégés » et « light ».

La théorie des calories

La théorie des calories est ancienne ; elle date des années trente et repose sur l'équilibre entre les apports, les besoins et les dépenses de l'organisme.

Les apports

Ils sont donnés par les aliments. Ceux-ci se composent de trois classes principales : les sucres, ou glucides, les graisses, ou lipides et les protéines.

■ **Les sucres** sont notre principal carburant. Ils permettent l'alimentation et le fonctionnement du cerveau, du cœur, des muscles, du foie et des principaux organes qui nous composent. Ils sont indispensables dans des quantités limitées. La limite, qui varie selon le mode de vie de chacun, est de 200 à 300 grammes au maximum par jour. Au-delà de ce seuil, les sucres sont toujours préservés, car il n'est pas question de jeter une « essence » aussi précieuse. Le stockage des sucres en excès se fait sous l'état de graisses, plus exactement de triglycérides, dans les cellules graisseuses.

■ **Les graisses** sont notre combustible. Elles procurent à l'organisme une énergie équivalente à celle des sucres. Après l'assimilation des graisses, l'excédent est stocké dans les cellules graisseuses, comme pour les sucres. Le corps est incapable de produire de la graisse. À cause de cette impossibilité de production, deux types de stockage distincts sont utilisés. L'un sous forme de graisses dites « de réserve », indispensables et vitales, l'autre sous forme de graisses d'excès. La réserve ne doit jamais disparaître, et le corps humain a tous les moyens nécessaires pour reconstituer celle-ci. Elle est là pour faire face à une pénurie éventuelle d'apports, en cas de maladie ou de famine par exemple, et constitue le seul moyen de survie.

■ **Les protéines** sont tout aussi primordiales dans l'alimentation. Elles constituent notre charpente, ce sont les éléments nutritifs des muscles. Les sportifs les utilisent, parfois de façon abusive, en en consommant plus qu'il n'en faut réellement et en facilitant ainsi la fameuse gonflette ! L'avantage des protéines est de brûler les graisses en excès pour fournir l'énergie suffisante à leur digestion longue suivie d'une intégration musculaire. En somme, elles assèchent tout en renforçant la musculature. Cela peut paraître formidable, toutefois ce n'est pas sans inconvénients. Les protéines consommées en excès produisent des déchets toxiques pour les reins (raison pour laquelle il ne faut jamais oublier de boire suffisamment afin de les éliminer).

À SAVOIR

Chacune de ces trois classes d'aliments (sucres, graisses, protéines) apporte également des fibres alimentaires, des vitamines, des minéraux et des oligoéléments, nécessaires au bon équilibre et au bien-être de l'individu. Elles doivent composer les trois principaux repas afin de satisfaire les besoins de l'organisme.

Les besoins

Par définition, la calorie est l'unité de mesure d'une énergie. Plus exactement, 1 calorie est la quantité d'énergie permettant d'augmenter de 1 degré Celsius la température de 1 gramme d'eau. Beaucoup plus simplement, elle est l'unité de mesure de l'énergie du corps humain, celle qui est utile au bon fonctionnement quotidien de chacun d'entre nous.

Le besoin calorique journalier est d'abord calculé pour les fonctions vitales cérébrales, cardiaques, pulmonaires, et pour le maintien de la température du corps à 37 degrés Celsius. Cela représente le métabolisme dit « de base », dans des conditions de repos, loin des repas et pour une température extérieure de 18 degrés Celsius. Il est d'environ 1 200 calories chez la femme et de 1 500 à 1 600 calories chez l'homme.

Le besoin énergétique est permanent, de jour comme de nuit. Il ne s'interrompt jamais, le sommeil n'arrêtant aucune des fonctions vitales. Même la nuit, nous brûlons des calories, mais au ralenti ! À cela s'ajoutent les besoins caloriques supplémentaires pour les activités physiques, le travail digestif ou encore les émotions, qui consomment beaucoup d'énergie.

À SAVOIR

Au total, une femme nécessite pour ses dépenses personnelles environ 2000 à 2200 calories par jour et un homme de 2200 à 2500 calories, selon leurs activités journalières.

Une fois les besoins caloriques définis, il faut donner à chacune des trois principales classes d'aliments une valeur calorique :
- 1 gramme de sucre équivaut à 4 calories ;
- 1 gramme de graisse équivaut à 9 calories ;
- 1 gramme de protéine équivaut à 4 calories.

Afin de satisfaire les besoins de l'être humain sans favoriser le stockage, des pourcentages d'apports pour chaque classe d'aliments sont définis :
- 55 % pour les sucres, ou glucides ;
- 30 % pour les graisses, ou lipides ;
- 15 % pour les protéines.

Les dépenses

Elles évoluent 24 heures sur 24 et 365 jours sur 365. Elles sont plus importantes lorsqu'on est en éveil et en activité que quand on est en sommeil et en totale inactivité. Cette notion fondamentale devrait bien entendu régir l'équilibre alimentaire des trois principaux repas de la journée.

Les dépenses évoluent également tout au long de l'existence selon le mode de vie d'une personne. Car, si les besoins du corps humain sont bien réels et calculés sur ses dépenses personnelles, ils demeurent évolutifs dans le temps. En effet, les besoins caloriques ne sont pas les mêmes durant l'enfance, durant l'adolescence, durant la vie d'adulte, actif puis inactif, et enfin durant la vieillesse. On reste pourtant la même personne !

À SAVOIR

L'âge, le sexe, le poids, la taille, la masse musculaire et l'activité, physique et professionnelle, font varier les besoins au cours des années. En d'autres termes, les besoins s'adaptent, en augmentant ou en diminuant, selon deux paramètres : les apports et les dépenses, ou les entrées et les sorties.

Une méthode inefficace ?

Vous devez maintenant mieux comprendre que les besoins caloriques sont adaptés à chacun d'entre nous. Ils sont calculés pour chaque personne, évolutifs à la hausse comme à la baisse, et mémorisés bien sûr !

Schématiquement, la théorie des calories dit ceci :

- **si les apports dépassent les besoins,** l'excédent est automatiquement stocké si l'on n'augmente pas les dépenses, avec pour résultat une prise de poids ;
- **si les apports sont égaux aux besoins et eux-mêmes aux dépenses,** l'équilibre est parfait et le poids est maîtrisé ;
- **si les apports se réduisent par rapport aux besoins,** le manque est puisé au sein des graisses de réserve et c'est la perte de poids.

Dans ce dernier cas de figure, la balance étant négative, il est logique que les kilos s'envolent. Nul ne peut nier cette évidence ! Et c'est ainsi qu'est né le moyen infaillible de maigrir par réduction des quantités, sous-entendu caloriques. Par manque d'apport nutritif suffisant, l'organisme se trouve dans l'obligation de puiser l'énergie au sein de ses propres réserves.

➲ Pourtant, il est prouvé que cette méthode demeure inefficace à long terme dans plus de 92 % des cas et, si vous êtes en train de me lire, je suis persuadé que vous en avez déjà fait les frais ! C'est le classique effet yo-yo, bien connu de celles et ceux qui ont déjà suivi la méthode !

Variation, adaptation, mémorisation

L'explication remettant totalement en cause cette théorie des calories est simple et très rationnelle.

En entamant un régime par réduction des apports caloriques, les besoins énergétiques nécessaires aux dépenses de l'organisme ne sont plus satisfaits. Pour maintenir le même métabolisme, l'énergie manquante est alors puisée dans les graisses de réserve.

➲ Si votre salaire est réduit, vous devez puiser dans vos économies pour maintenir votre train de vie.

Le principe de sécurité

Devoir puiser dans les graisses de réserve est un véritable traumatisme, car celles-ci constituent des graisses indispensables et totalement vitales. En retour, le corps enclenche un premier principe que j'appellerai le « principe de sécurité ». Afin d'arrêter la fuite des graisses, l'organisme vient adapter et mémoriser ses besoins énergétiques sur les apports qui lui sont donnés.

➲ Pour ne plus toucher à vos économies, vous réduisez votre train de vie en fonction de votre salaire.

En général, vous en restez là ! Vous avez maigri, vous ne maigrissez plus, vous êtes déçu et vous arrêtez de manger moins pour remanger plus. Malheur ! Vous reprenez du poids à vue d'œil ! Certains n'en restent pas là ! Ils ont maigri, ne maigrissent plus et, déçus, décident de manger encore moins.

Le principe de survie

En réduisant de nouveau les apports, l'organisme se retrouve dans la première situation et l'amaigrissement se remet en route. C'est une nouvelle fuite de ses capitaux, qui le pousse au stade ultime et final, méconnu de tous, le « principe de survie ».

Pour arrêter définitivement la perte de ses graisses de réserve, l'organisme réduit et mémorise ses besoins énergétiques au-dessous des apports qui lui sont donnés pour faire en sorte que de nouvelles graisses soient constituées.

Pour reconstituer des économies, vous devez de nouveau réduire votre train de vie.

EN RÉSUMÉ

Concrètement, voici le cas d'une femme dont les besoins journaliers sont de 2000 calories et qui décide de suivre un régime à 1200 calories.

- **1er temps : régime à 1200 calories**
besoins de 2000 calories
→ amaigrissement de 800 calories.

- **2e temps, le principe de sécurité :**
régime à 1200 calories
besoins adaptés et mémorisés de 1200 calories
→ stagnation de poids.

• **3ᵉ temps : régime à 1 000 calories**
besoins de 1 200 calories
→ amaigrissement de 200 calories.

• **4ᵉ temps, le « principe de survie » :**
régime à 1 000 calories
besoins sous-adaptés et mémorisés de 800 calories
→ reprise de poids de 200 calories.

Le régime hypocalorique est un traumatisme pour le corps

Ce sont les mots « adaptation avec mémorisation », oubliés par bon nombre de mes confrères, qui remettent toute la théorie en question.

Un régime fait en mangeant moins ou en réduisant le nombre de calories reste traumatisant pour l'organisme ; ce dernier, obligé de puiser l'énergie manquante dans ses réserves graisseuses, adapte rapidement ses besoins sur les apports plus réduits et fait en sorte que ceux-ci deviennent suffisants afin de satisfaire ses fonctions vitales.

Pour maigrir plus, il faut manger encore moins ou réduire de nouveau l'apport calorique, et si l'on arrête pour manger plus ou plus riche, c'est l'inévitable reprise de poids, avec une nouvelle adaptation et une nouvelle mémorisation des besoins aux apports plus importants, mais dans un temps beaucoup plus long car le propre de l'être humain est de stocker les graisses pour faire face à une éventuelle pénurie.

Pour perdre intelligemment du poids, il ne faut jamais manger moins ou réduire les calories en supprimant les graisses (qui sont les plus caloriques). Les apports doivent rester, ni plus ni moins, les mêmes qu'avant de démarrer un programme d'amaigrissement. Donner à son organisme ce dont il a besoin quand il en a besoin et faire en sorte qu'il ne soit jamais dans l'obligation de puiser dans ses réserves.

Dans le même registre, il ne faut jamais sauter ou minimiser un repas. Ce qui n'est pas apporté n'est pas recherché dans le bon réservoir de graisses. Le repas suivant permet de combler la réserve épuisée ; s'il représente plus que celle-ci, l'excédent est systématiquement stocké. En d'autres termes, cela fait grossir !

En somme, il n'y a jamais eu autant d'obésité que depuis que nous tentons de maîtriser les graisses et les calories ! C'est bien la preuve que le surpoids et l'obésité sont dus à une autre cause, totalement négligée.

La mémoire du corps et la mémoire des poids

Eh oui, tout est mémorisé ! Chaque événement particulier de la vie, tant physique que psychique, bon ou mauvais, reste gravé en mémoire quelque part dans le conscient ou le subconscient. Tout peut ressurgir un jour ou l'autre car rien n'est dû au hasard ! Une simple crise d'arthrose peut être en rapport avec un antécédent traumatique, un comportement alimentaire avec un conflit affectif, une difficulté voire un blocage d'amaigrissement avec de multiples régimes antérieurs !

Le phénomène des paliers

Dans vos précédentes tentatives de perte de poids, n'avez-vous pas constaté des stagnations correspondant exactement aux paliers de votre prise de poids ?

Mes études prouvent que l'on maigrit selon un schéma calqué sur la manière dont on a grossi. Les mêmes plateaux sont rencontrés. Si vous avez pris 10 kilos en dix ans avec une tentative de maintien après le cinquième kilo, vous rencontrerez lors de l'amaigrissement, dès le cinquième kilo perdu, le même palier. Rassurez-vous, la durée de celui-ci n'est absolument pas proportionnelle ! Toutefois, vous devrez patienter quelques semaines avant de voir la courbe décroître à nouveau.

À SAVOIR

Nous savons depuis plusieurs années que le cerveau possède un centre de mise en mémoire des poids. Cette mise en mémoire s'établit à la seule condition qu'il y ait eu stabilité pondérale sur une certaine durée (à mon sens, plus de six mois). Notre organisme est comme la fourmi : il met de côté pour ne jamais manquer de rien. Ne pas satisfaire ses besoins l'oblige à puiser dans ses réserves. Celles-ci n'étant pas inépuisables, son seul moyen de parer ces fuites est d'engendrer le processus que je nomme de « sécurité » et, à l'extrême, de « survie ». La mémoire d'un poids est le moment adéquat pour enclencher ce phénomène. La mémorisation de celui-ci donne l'ordre et l'obligation de modifier certains paramètres.

Prenons un cas concret : une femme dont les besoins journaliers sont établis à 2000 calories décide de perdre 10 kilos par le biais d'un régime établi sur 1000 calories d'apports quotidiens.

Comme il est bien rare qu'une femme se laisse grossir d'une seule traite, celle de notre exemple a fait des tentatives de maintien de poids, qui ont été mises en mémoire par son organisme. Dès l'obtention d'un poids ancien mémorisé, ses besoins s'équilibrent progressivement sur les 1000 calories apportées. Le corps fait en sorte que ces 1000 calories soient désormais suffisantes au bon fonctionnement vital, physique et mental. Le seul inconvénient est la mise en mémoire de ces nouveaux besoins.

Ainsi, le jour où ses apports dépasseront ces 1000 calories, nouveau seuil établi, l'excédent sera automatiquement stocké avec reprise immédiate des kilos perdus, voire bien plus, car si l'adaptation des besoins se fait aussi dans le sens contraire, elle se produit beaucoup plus lentement et tardivement.

Mon expérience montre que, dans le sens négatif (diminution des apports), ce phénomène d'adaptation se met en place dans le mois qui suit la fuite des réserves alors que, dans le sens positif (augmentation des apports), le corps s'adapte en plus de six mois.

En pratique, ce processus est facilement identifiable par une phase de plateau ou de stagnation de poids lors d'un régime basé sur la restriction des apports caloriques. Cette adaptation avec mémorisation oblige soit à manger de moins en moins riche pour continuer de maigrir, avec toutes les chances d'enclencher le principe de « survie » et son inévitable reprise de poids, soit à continuer d'apporter le même nombre de calories pour tenir le poids.

L'exemple de l'anneau gastrique

Un exemple typique est la perte de poids spectaculaire, du moins dans un premier temps, d'obèses chez qui l'on a posé un anneau gastrique.

Je reproche, dans le cas de tels patients, l'absence d'encadrement tant psychologique que nutritionnel une fois l'intervention réalisée.

À cause d'une alimentation trop riche et donc trop calorique, ils ont grossi et acquis, selon leurs apports, des besoins journaliers dépassant largement les 2000 calories. Il est possible de les estimer plus proches des 4000.

Le resserrement de l'entrée de l'estomac impose l'ingestion de plus petites rations, mais répétées tout au long de la journée. En fait, les apports avoisinent plutôt les 3000 calories par jour. Les besoins étant de 4000 calories pour des apports de 3000 calories, l'amaigrissement est tout d'abord très spectaculaire. Pourtant, nombre d'entre eux me consultent pour une stagnation de poids, parfois depuis des mois, alors qu'ils n'ont rien changé dans leur mode d'alimentation et qu'ils accusent encore un poids d'obèse...

En interrogeant ces personnes, qui en sont réduites à avoir des apports répétés de petites quantités d'aliments, on se rend compte qu'elles ne s'alimentent que de choses plaisantes à leurs yeux et à leurs papilles gustatives (barres glacées, chips, fromages, friandises...) ! Sans une prise en charge appropriée, elles deviennent des candidates de premier choix aux maladies cardio-vasculaires et au diabète.

Vous devez maintenant facilement comprendre cette stagnation de poids : les besoins se sont progressivement adaptés aux apports caloriques donnés. Ainsi, les 3000 calories sont désormais suffisantes et nécessaires au bon fonctionnement journalier. En rééquilibrant tout simplement l'alimentation, avec des apports plus logiques en fonction de l'âge, de la taille et de l'ossature, l'amaigrissement reprend naturellement son cours.

Il ne sert à rien de s'affamer !

Voici donc plus d'un demi-siècle que nous sommes persuadés que nous grossissons en raison d'une alimentation trop importante en quantité, trop riche, trop grasse et donc trop calorique, et persuadés qu'il suffit tout bêtement de manger moins, moins gras et moins calorique pour perdre du poids ! C'est vrai en théorie... Malheureusement, en pratique, l'inefficacité à long terme est démontrée. Et pourtant, l'on persiste à vouloir faire maigrir par de tels procédés !

Et un régime hypocalorique, c'est long ! En moyenne, la déperdition de poids est de l'ordre de 2 kilos par mois, sauf en cas de restriction draconienne bien entendu.

Et tout cela, en état de sous-alimentation ; rien de tel pour ouvrir les voies de la tentation et de la démotivation !

Le fait de manger moins n'a jamais coupé la faim, bien au contraire ! Qu'il est astreignant de devoir tout peser et comptabiliser, avec pour seule récompense ce tiraillement continu au creux de l'estomac ! C'est un enfer que l'on vit alors, avec l'obsession entêtante de ne pas craquer !

Si toutefois on se laisse tenter, on culpabilise ; on se motive ensuite de nouveau, mais la notion d'interdit, de privation ou de frustration reste omniprésente ! On arrête tout, et le peu de kilos perdus se reprend en deux temps trois mouvements ! On entre alors dans le cycle infernal de l'effet yo-yo !

Manger peu permet aussi l'installation rapide de la fatigue, à laquelle s'ajoute l'irritabilité, difficilement supportable par l'entourage, qui bientôt supplie la personne souhaitant maigrir d'arrêter son régime !

En somme, vous voilà affublé d'un régime où l'on vous autorise deux fois rien ; vous crevez littéralement de faim, vous êtes abattu de fatigue, vous ne perdez pas suffisamment vite à votre goût et généralement pas aux endroits désirés, et vous avez de moins en moins de tolérance pour vous-même et pour les autres ! Arrêtez tout, c'est un véritable calvaire qui vous est proposé, avec des résultats plus que médiocres ! ■

Et les sucres dans tout cela ?

La pandémie planétaire de surpoids et l'obésité sont liées au manque total d'activité physique et sportive ainsi qu'à une alimentation facile, rapide et déséquilibrée, uniquement axée sur les graisses et les sucres. C'est un fait médicalement reconnu.

Aujourd'hui, tout le monde a compris que les graisses, et *a fortiori* les calories, faisaient grossir et demeuraient dangereuses sur le plan cardio-vasculaire. Nous y prêtons tous attention, et malgré cela les chiffres de la surcharge pondérale et de l'obésité ne cessent de s'accroître ! Moins on mange gras et plus on devient gros ! Où est l'erreur ?

Amis ou ennemis ?

L'erreur est d'avoir évincé les graisses au profit des sucres, et ce sans aucune méfiance ! L'industrie agroalimentaire a largement suivi en enrichissant en sucre les produits allégés en matières grasses. La saveur sucrée est si douce qu'il serait difficile de s'en priver ! Elle rappelle la mère ou, plus exactement, le sein maternel, la tendresse et la douceur. Le refuge dans les aliments sucrés n'est ni plus ni moins que le refus de faire face à un problème ou à une situation particulière. En imageant, c'est la recherche de la position fœtale, le repli sur soi comme l'enfant suçant son pouce dans un coin !

Dès que j'aborde le sujet des sucres, la réponse est toujours la même : « Du sucre ! Je n'en prends jamais ! »

Cependant, nous en sommes littéralement intoxiqués depuis notre plus jeune âge, car il n'y a pas un seul aliment qui ne soit constitué d'un sucre à sa base. Une simple feuille de salade en contient. Certes peu, mais elle en est composée !

Comme nous l'avons déjà dit, le sucre est l' « essence » du cerveau, des muscles, du cœur et du foie. Ces principaux organes nécessitent, pour leur bon fonctionnement, des apports journaliers de sucre de l'ordre de 200 à 300 grammes. Cela ne vous dit probablement rien, sauf si je vous révèle qu'un simple morceau de baguette contient 40 grammes de sucre à lui seul, un fruit, de 15 à 20 grammes, et un laitage, de 5 à 30 grammes selon les marques. La limite peut ainsi vite être dépassée et, comme pour tout carburant, l'excès est systématiquement stocké. Le surplus de sucre est transformé en graisses, plus exactement en triglycérides, et préservé dans les cellules graisseuses. C'est ainsi qu'une alimentation trop sucrée fait gonfler les cellules, prendre du volume, apparaître la cellulite et grossir. Tout pour plaire !

Les glucides

Que connaissez-vous des sucres ? Probablement pas grand-chose. Lents, rapides, simples, complexes, édulcorants, polyols, glucides, hydrates de carbone... Tout un ensemble de termes qui ne vous sont pas inconnus mais qui ne vous disent rien. Et pourtant, la racine du problème est bien là !

N'employez plus ce mot « sucres » et parlez plutôt de « glucides ». Ils apportent plus de la moitié de vos besoins énergétiques et constituent donc un véritable pilier de l'alimentation. Les glucides sont la source du glucose, carburant essentiel du corps.

« Glucides », « hydrates de carbone », « polyols » ou « sucres », différents mots pour nommer une même chose !

Les glucides se classent en deux catégories : les « rapides », ou simples, et les « lents », ou complexes. Ces notions font intervenir la vitesse à laquelle ils sont assimilés.

- **Un glucide « rapide »** est un sucre simple, facilement et rapidement assimilé après son ingestion, donnant ainsi une énergie immédiate.
- À l'inverse, **un glucide « lent »** est un sucre plus complexe, qui doit subir une transformation, lente et progressive, en sucre simple afin d'être assimilé et de permettre un effort continu.

Les glucides simples

- **Ils peuvent être composés d'une seule molécule...**

Le **glucose** est rarement trouvé seul, et il constitue le carburant des principaux organes moteurs de l'organisme.
Le **fructose** est le sucre naturel des fruits.
Le **galactose** est l'une des molécules du sucre du lait.

- **... ou de deux molécules.**

Le **saccharose** est composé d'une molécule de glucose et d'une molécule de fructose ; il compose le sucre blanc et le miel.
Le **lactose** est composé d'une molécule de glucose et d'une molécule de galactose ; c'est le sucre du lait.
Le **maltose** est composé de deux molécules de glucose ; c'est le sucre du malt et de la bière.

Les glucides complexes

Ils représentent la famille des amidons, et on les trouve dans la pomme de terre, les graines de céréales comme le riz, le maïs ou le blé, et les légumineuses (haricots secs, pois secs, lentilles, fèves et châtaignes). Ils sont formés d'une chaîne plus ou moins longue de molécules de glucose. L'amidon est constitué de deux molécules distinctes : l'amylose et l'amylopectine.

- **L'amylose** est une longue chaîne linéaire de glucose. Elle se digère lentement et est particulièrement présente dans les légumineuses et le maïs.
- **L'amylopectine** est une chaîne très ramifiée de molécules de glucose. Assimilable rapidement, elle prédomine dans la pomme de terre, le riz et le blé.

L'assimilation des sucres

Le glucose

L'assimilation d'un sucre se fait donc systématiquement sous sa forme la plus simple, c'est-à-dire le glucose. Principal élément énergétique, ce glucose a pour but de nourrir les cellules. Mais, pour cela, il doit tout d'abord passer dans la circulation sanguine.

La glycémie, terme que l'on connaît tous, définit la quantité de glucose dans le sang. Selon la nature du sucre ingéré (lent ou rapide), le glucose libéré élève ainsi plus ou moins la glycémie.

L'insuline

Le glucose sanguin, arrivant à la porte de la cellule, ne peut y pénétrer qu'avec l'aide d'une clé qu'il transporte avec lui dès son passage dans le sang. Celle-ci, une hormone, porte le nom d'« insuline » et est systématiquement délivrée par le pancréas, dès que l'on mange un aliment sucré.

À SAVOIR

En ouvrant la cellule, le glucose peut ainsi y entrer tout en diminuant d'autant la glycémie. Une petite partie est destinée au foie, où il séjourne sous la forme de glycogène. Cette réserve permet à tout moment de redonner du glucose si le besoin s'en

faisait sentir ailleurs. La plus grosse partie est délivrée au cerveau, qui consomme quasiment 40 % du glucose ingéré. Le reste est pour les muscles, dont le cœur. Le muscle possède, comme le foie, une réserve de glucose sous forme de glycogène, à la seule différence qu'il ne peut le délivrer ailleurs : il est réservé à son usage personnel.

Les besoins cellulaires en sucre étant toutefois limités, l'insuline a l'autre fonction de stocker l'excédent de glucose après l'avoir transformé en graisses (triglycérides), dans les cellules graisseuses. Elle n'est, ni plus ni moins, qu'une hormone de stockage ! Plus on mange d'aliments sucrés, plus on libère d'insuline et plus les cellules se gonflent de graisses ! C'est alors l'apparition assurée de bourrelets et de cellulite !

Pire encore : en sollicitant sans cesse cette hormone, s'installe un jour ou l'autre un dérèglement du pancréas donnant des sécrétions inappropriées d'insuline et conduisant à des stockages intempestifs et totalement abusifs. Et, en ne faisant rien, le pancréas finit par s'épuiser : c'est le début d'un diabète.

Les glucides sont loin d'être anodins. Ils sont la source d'une prise de poids avec apparition d'une graisse abdominale, élément détonateur du risque cardio-vasculaire, et d'un dérèglement pancréatique avec risque de diabète.

Sucres lents, sucres rapides : des idées reçues

Les sucres « rapides » donnent un coup de fouet, c'est vrai. Toutefois, celui-ci n'est que bien éphémère car, si le taux de sucre dans le sang augmente rapidement, la chute est encore plus vertigineuse ! S'il tombe plus bas que le seuil normal, une sensation de mal-être ou de coup de pompe s'installe, et l'on entre dans le cercle infernal « du sucre qui appelle le sucre » ! Une dépendance naît, comme avec le tabac, l'alcool ou n'importe quelle autre drogue douce. L'action énergétique du sucre est bien réelle, à condition de la comprendre et de la maîtriser. À l'inverse, les sucres « lents » augmentent lentement la glycémie, qui redescend, après assimilation des sucres, tout aussi doucement et sans dépasser ce seuil fatidique conduisant à l'état d'hypoglycémie.

À SAVOIR

Si les sucres simples sont facilement digérés et absorbés, ils élèvent rapidement le taux de glucose dans le sang (glycémie). Cela est vrai pour le glucose, moins pour le saccharose et encore moins pour le fructose.

Quant aux sucres complexes, la croyance est de dire qu'ils sont assimilables lentement en élevant doucement la glycémie. Ce n'est pas le cas de l'amylopectine de la pomme de terre, du riz et du blé, où les molécules de glucose sont facilement détachables et rapidement assimilées. Si vous aviez toujours pensé qu'un sucre « lent » était bon et qu'un sucre « rapide » était mauvais, ces nouvelles données vous démontrent que vous étiez dans l'erreur : le morceau de sucre dans le café du matin est moins « rapide » que les céréales du petit-déjeuner, que la baguette ou que la pomme de terre.

Une évolution due à l'industrie

Tout a largement évolué depuis les années soixante-dix : l'industrie agroalimentaire a modifié la donne en raffinant les céréales, en ajoutant des sucres pour la conservation, l'amélioration du goût et la rapidité de cuisson (un riz qui, autrefois, cuisait en 20 minutes, cuit aujourd'hui en 10 minutes, voire 3 minutes au four à micro-ondes).

Culturellement, le sucre blanc ou la farine blanche, qui demandaient beaucoup plus de travail que le sucre brut ou la farine intégrale, étaient jadis réservés aux plus riches. Aujourd'hui, ils sont accessibles à tous. Parce qu'ils ont un goût très agréable, ils ont vu leurs ventes augmenter dans de fortes proportions.

Le raffinage concerne les principaux aliments consommés par les Français, c'est-à-dire les sucres et les produits sucrés, les céréales et les produits céréaliers.

Des aliments « morts »

Les produits raffinés et blancs ont systématiquement perdu leurs qualités nutritives. En supprimant une partie de l'aliment (à l'inverse de l'aliment complet) afin de le rendre plus sucré et meilleur en goût, les éléments nutritifs tels que protéines, fibres, vitamines, minéraux et oligoéléments ont totalement disparu.

Les protéines sont source de vie et représentent la charpente du corps humain. Les fibres protègent des cancers et ralentissent la digestion des aliments. Les vitamines, les minéraux et les oligoéléments renforcent les défenses naturelles et retardent les signes du vieillissement.

En somme, le raffinage, c'est la suppression de tout ce qui contribue au bien-être de chacun d'entre nous.

À SAVOIR

Les oligoéléments sont indispensables à la digestion. L'aliment qui en est dépourvu oblige l'organisme à puiser ceux-ci dans ses réserves naturelles, ce qui l'appauvrit fortement. Non renouvelés,

ils entraînent toute une cascade de maux, tels que fatigue, sensibilité plus accrue aux infections ou multiplication du développement cellulaire tumoral. Ainsi, le sucre raffiné est une pompe à calcium, ce qui rend les os plus fragiles.

Le raffinage confère aux produits qui l'ont subi une saveur sucrée attirante, et des campagnes publicitaires mensongères vantant quelques vertus nutritives suffisent pour écouler les stocks. N'oubliez pas que nous sommes dans une ère de prévention ! Le « manger mieux » est à l'ordre du jour, mais la naïveté et l'ignorance nous font souvent tomber dans le piège du marketing. En effet, ces aliments dévitalisés sont la source principale de la surcharge pondérale, du diabète, des maladies cardio-vasculaires et des cancers.

Le raffinage du sucre

- **Le sucre blanc raffiné est du saccharose** ; sucre simple, il est assimilé à un sucre rapide. Il résulte du raffinage de la canne à sucre ou de la betterave. Les techniques chimiques et physiques sont très complexes et présentent le seul intérêt de dénaturer complètement un excellent produit à la base. Il a seulement un pouvoir sucrant, et est présent sous forme cachée dans bon nombre d'aliments et de boissons.
- **Le sucre complet n'a pas cette appellation, mais s'intitule « suc de canne complet ».** Il est simplement obtenu par évaporation du jus de la canne à sucre et se présente sous l'aspect d'une poudre compacte, sans cristaux, de couleur marron très foncé. Très riche en arômes, il apporte minéraux et oligoéléments, tels que le magnésium et le fluor, qui protège des caries (à l'inverse du sucre blanc !).
- **Le sucre de canne roux est un intermédiaire** obtenu par cuisson prolongée, moins nutritif que le précédent.

Le raffinage des céréales

Le raffinage des céréales et des produits céréaliers conduit aux farines blanches (pains, biscottes, biscuits, gâteaux, pâtisseries, pâtes) et aux graines blanchies (riz blanc, semoule blanche, céréales du petit-déjeuner). La technique consiste à supprimer l'enveloppe adhérant à l'amande centrale du grain par usinage sur des cônes d'abrasion. Le grain perd ainsi la couleur brune du son et devient blanc, pour subir ensuite un enrobage de glucose et de talc pour le glacer. Malheureusement, cette enveloppe contient l'ensemble des nutriments de qualité, comme les protéines, les fibres, les vitamines (essentiellement celles du groupe B), les minéraux et les oligoéléments. Le raffinage majore enfin la céréale en quantité d'amidon.

À SAVOIR

L'amidon est le sucre de l'endurance à condition d'être associé aux fibres. Les céréales raffinées en étant totalement dépourvues, elles se trouvent assimilées rapidement, et ainsi ne peuvent plus être l'aliment de choix du sportif.

Les conséquences du raffinage de ces céréales sont les mêmes que pour les sucres. Élévation importante du taux de glucose dans le sang, forte réponse en insuline, diminution trop brutale de la glycémie et appel du sucre. Pour le sujet prédisposé, le surpoids s'accentue et le risque diabétique n'est plus très loin !

L'importance des fibres

Comme nous venons de le voir, le raffinage industriel dénature totalement l'aliment de base en le privant de ses nutriments essentiels au bien-être, notamment de ses fibres. Ces dernières procurent une sensation de satiété et limitent les grignotages, ralentissent l'assimilation des sucres, retiennent le mauvais cholestérol, protègent la flore intestinale et régulent le transit. Une carence en fibres engendre le surpoids, la prédisposition au diabète et aux maladies cardio-vasculaires, ainsi que les troubles et les maladies de l'intestin, dont le cancer (devenu depuis peu le premier cancer français, bien devant le cancer du sein).

La consommation des Français en fibres alimentaires issues des fruits, des légumes et des céréales complètes a littéralement chuté en l'espace d'un demi-siècle. Par manque de ces précieux éléments, les sucres s'assimilent plus rapidement. Une dépendance au sucre s'installe progressivement, avec l'obligation d'en consommer de plus en plus pour se sentir mieux.

Une consommation de 40 grammes de fibres par jour suffit pour nous protéger, or nous n'en mangeons pas plus de 20 grammes.

Le sucre nous détruit à petit feu !

Le raffinage industriel en est la principale cause. Entre un produit complet et un produit raffiné, le goût sucré ne peut qu'attirer, tant l'enfant que l'adulte. Entre un aliment à cuisson longue et un autre à cuisson rapide, il est logique que l'on soit tenté par ce dernier, plus facile et plus pratique. Il est pourtant plus cher : c'est la « qualité de vie » qui prime, sans que l'on se soucie des conséquences !

Dès l'enfance, nous sommes « intoxiqués » ! Combien de fois n'ai-je pas vu les parents mettre du miel dans la tétine de leur enfant ? Pour avoir la paix, bien sûr ! Plus tard, la sucrerie et le dessert deviennent la récompense ou la punition : « Tu seras privé de dessert ! » ; « Si tu es sage, tu auras un bonbon ! »

L'industrie du sucre est si puissante à l'heure actuelle qu'il ne serait pas avisé d'en dire du mal ! Pourtant, les conséquences sont telles qu'il est primordial d'en parler.

MON CONSEIL

Apprenez à lire les étiquettes. L'industrie alimentaire sait tirer profit de votre totale ignorance en la matière pour vous rouler dans la farine tout en restant juridiquement inattaquable.

Un produit étiqueté « seulement 2 % de sucre » incite aujourd'hui le consommateur à l'achat. Pourtant, en lisant la composition sur l'emballage, vous risquez fort d'y trouver ceci :

Pour 100 g Glucides : 54 g

- **dont sucres : 2 g**
- **dont polyols : 52 g**

La somme de 2 grammes de sucres et de 52 grammes de polyols donne 54 grammes de glucides... Comme ces termes sont identiques mais méconnus du grand public, l'embrouille est parfaite pour l'acquisition d'un produit, dit « allégé » en sucres alors qu'il ne l'est pas du tout !

Ici, l'arnaque est due au fait qu'il soit sucré à 54 % ! Et il est généralement plus cher qu'un produit « non allégé » : vous vous êtes fait avoir sur toute la ligne !

Seul le terme « glucides » est important, et sa quantité est toujours définie pour 100 grammes.

Le sucre est un facteur de risque du diabète, tout comme la cigarette pour le cancer du poumon ou l'alcool pour la cirrhose du foie. C'est un mal sournois qui ronge de l'intérieur ! Le nombre de diabétiques croît en France, tout comme les chiffres du surpoids et de l'obésité : 75 000 nouveaux cas sont annuellement déclarés à la Sécurité sociale ; il y a près de 10 000 morts par an du diabète et plus de 25 000 décès où le diabète est une cause associée. Les maisons du diabète existent et conseillent encore de se nourrir de sucres lents plutôt que rapides sans se soucier d'autre chose. À quoi cela sert-il ?

EN RÉSUMÉ

Tous ces aliments dénaturés par le raffinage industriel induisent de fortes glycémies et de grandes sécrétions d'insuline afin d'être assimilés, mettant inévitablement en état d'hypoglycémie par effet correcteur exagéré. Ils contribuent à la prise de poids et à l'obésité par des stockages inévitables des sucres sous forme de graisses, car l'être humain n'a pas besoin de telles quantités pour fonctionner à une époque où la sédentarité est à son comble ! Ils contribuent aussi à un état de dépendance, qui s'installe vite, très vite même : le sucre appelle le sucre ! ■

Les indices glycémiques

Les scientifiques, très préoccupés par l'ampleur du problème que représentent le surpoids et l'obésité, se sont penchés sur la question d'une nouvelle classification des glucides, beaucoup plus précise.

Une nouvelle classification

Celle-ci fait intervenir deux facteurs : la **quantité** et la **qualité** du sucre contenu dans l'aliment. Ces nouveaux critères sont tous les deux inducteurs d'une plus forte glycémie et, par voie de conséquence, d'une plus grande sécrétion d'insuline.

- Plus l'aliment est sucré, plus il induit une glycémie élevée et plus il faut d'insuline pour la normaliser.
- Parce qu'un sucre complexe, composé de multiples molécules de glucose, ne peut passer dans le sang que sous sa forme la plus simple (le glucose), il nécessite plus d'insuline pour être assimilé.

Par le biais d'un calcul relativement savant, dont je vous passe le détail, les aliments sucrés sont répertoriés selon un chiffre représentant l'indice, ou index, glycémique.

Le glucose, pris comme sucre de référence, a l'indice élevé de 100, non pour sa qualité mais pour sa quantité. Dès que l'indice grimpe, la quantité d'insuline nécessaire à l'assimilation du glucose augmente et les probabilités de stockage de ce dernier en graisses (triglycérides) sont de plus en plus fortes.

Axer son alimentation sur les sucres d'indice élevé aurait inévitablement pour conséquence une prise de poids et l'apparition de cellulite. Cela favoriserait aussi le diabète et les maladies cardio-vasculaires.

Liste des indices ou index glycémiques

INDICES ÉLEVÉS

	LES SUCRES « FORTEMENT À RISQUE »
110	La bière, le maltose et les maltodextrines
	Les beignets
100	Le glucose
95	Les pommes de terre cuites au four ou à la vapeur
	Les frites
	Les galettes de riz soufflé
	Les pâtes à la farine de riz
	Les flans
	Les vins cuits, dont le porto
90	La purée de pommes de terre
	Les riz blancs à cuisson rapide
	Le miel
	Les vins blancs sucrés
	Le kir
85	Les pâtes alimentaires trop cuites
	Les carottes cuites
	Les corn-flakes ou les céréales issues de maïs
	Le pop-corn
	Les pains blancs
	Le cidre

	Les gâteaux de riz
80	Les fèves et les châtaignes
	Les bonbons gélifiés
	Le pain d'épice
	Les crackers
	Les petits pains suédois
	Le jus d'ananas sans sucre ajouté
	Le tapioca
75	Le potiron
	La baguette
	Les gaufres
	Le quatre-quarts
	Les Weetabix®
	Les Coco Pops®
	Le vin rosé
	La pastèque
70	Les croissants
	Les petits pains au lait
	Les gnocchis
	Le pain de campagne
	Les céréales sucrées non issues de maïs
	Les barres chocolatées
	Les pommes de terre cuites à l'eau avec leur peau
	Le maïs
	La Maïzena®
	Les navets
	Les sodas sucrés
	Le jus de pamplemousse sans sucre ajouté
	Le champagne

INDICES ÉLEVÉS

INDICES ÉLEVÉS

65	Les pommes de terre cuites à l'eau sans leur peau
	La betterave
	La semoule blanche (couscous et taboulé)
	Le saccharose : sucreries et confiseries
	Les barres de céréales
	Les bananes, l'ananas, le melon
	Les raisins secs, les dattes, les pruneaux, les figues sèches, les fruits secs (noisettes, pistaches, amandes...)
	Les confitures
	Le jus d'orange industriel
	Les abricots au sirop
60	Les papayes
	Les chips
	Les cookies
	Le jus de pomme sans sucre ajouté
	Les glaces

LES SUCRES « MOYENNEMENT À RISQUE »

55	Les biscuits secs type « petit-beurre » ou sablés
	Le muesli
	Les céréales dites « diététiques »
	Les kiwis
	Le jus d'orange frais
	Les pêches au sirop
	Les confitures dites « allégées »
	Les pains aux céréales
50	Le pain complet
	Les flocons d'avoine
	Le sarrasin
	Le chocolat noir à moins de 70 % de cacao
	Les muffins aux pommes
	Le riz basmati, le riz thaï et le riz sauvage
	Les petits pois en conserve
	Les carottes crues
	La patate douce
	Les pâtes alimentaires sèches cuites *al dente*
	La mangue et autres fruits exotiques
	Les sorbets
	Les vins rouges et les vins blancs secs

INDICES FAIBLES

LES SUCRES « MOINS À RISQUE »	
45	Le riz brun complet
	La semoule de blé complète
	L'Ebly®
	Le boulgour
	Les pâtes alimentaires fraîches
	Les haricots rouges
	Les pains de son et de seigle
	Le porridge
	Les petits pois frais
	Le raisin
	Les oranges
	Les pêches en conserve
	Les poires en conserve
40	Les prunes
35	Les pâtes alimentaires complètes
	Le quinoa
	Les vermicelles chinois
	Le pain intégral
	Les bâtonnets de poisson
	Les confitures sucrées au fructose
	Les yaourts
	Les pommes et les poires
	Les abricots secs
	Les figues fraîches
30	Les haricots secs (flageolets, haricots blancs...)
	Les pois chiches
	Les lentilles brunes

INDICES FAIBLES

	Les haricots verts
	Les haricots beurre
	Les pêches
	La marmelade de fruits sans sucre ajouté
	Le lait
	Le lait chocolaté non sucré
22	Les pois cassés
	Les lentilles vertes
	Les cerises
	Le pamplemousse
	Le chocolat à plus de 70 % de cacao
20	Le fructose
	Les cacahuètes
	Le soja
	Les abricots
	Les noix
	Tous les légumes (dont les tomates)
	Les oignons
	L'ail et l'échalote
	Les fruits rouges (fraises, groseille, framboises...)
	Les alcools forts, secs, non sucrés au goût

Lecture des tableaux

Je suis sûr qu'à la lecture de ces différents tableaux, vous comprenez mieux maintenant l'origine de votre embonpoint !

L'indice glycémique remet les idées en place car, plus il est élevé, plus la quantité de glucose dans le sang augmente rapidement, plus l'insuline est nécessaire à son assimilation et plus le sucre est assimilé rapidement.

Le glucose, indice de référence

Le glucose, même s'il n'est pas un aliment en lui-même, est pris comme référence avec un indice de 100. Il est le sucre rapide par excellence.

En analysant la classification précédente, la pomme de terre, les pains blancs et les céréales industrielles sont situés juste en dessous. Et pourtant, ne parliez-vous pas d'eux comme de sucres « lents » ? C'est avec bonne conscience que vous donniez à vos enfants lors du petit-déjeuner un bol de céréales, une barre ou des biscuits, sans soupçonner une seconde qu'ils puissent souffrir d'une baisse de vigilance dans les heures qui suivent. Conditionnés par des spots publicitaires souvent confirmés par des nutritionnistes, vous croyiez bien faire alors que vous faites au pire !

Les indices glycémiques sont dorénavant la seule manière réaliste de classer les glucides. Un sucre qui fait monter rapidement l'indice est ainsi assimilé à un sucre « rapide ». Cela signifie aussi que l'indice ne dépend plus obligatoirement de la structure du glucide, et que les termes « sucres complexes » ne signifient pas forcément « sucres lents » !

Indice fort, indice faible

La liste des indices forts se compose d'aliments très sucrés, naturellement ou industriellement (raffinés), et de sucres complexes comme l'amidon de la pomme de terre ou le maltose de la bière, fortement inducteurs d'insuline.

Par exemple, le sucre en poudre ou en morceaux (le saccharose) a un indice plus bas que la baguette, fabriquée à partir de farine. Le premier est pourtant un glucide simple, et la seconde, un glucide complexe. Dans la réalité digestive, le sucre est assimilé plus lentement que la baguette. Autre exemple, le fructose, sucre naturel des fruits, est un sucre simple.

Son indice est pourtant très bas, ce qui fait de lui un excellent sucre lent.

Plus un aliment est riche en fibres alimentaires, plus il est d'indice faible. Les fibres ont la capacité de ralentir la vidange de l'estomac et l'assimilation des glucides digérables. En comparant le pain blanc au pain complet, les pâtes blanches aux pâtes complètes ou le riz blanc au riz complet, on constate que plus l'aliment est raffiné par l'industrie et plus l'indice augmente.

À SAVOIR

L'indice glycémique se trouve fortement modifié selon le mode de cuisson et de préparation, ou par la présence d'autres composants au cours du repas, tels que les graisses et les fibres.
Dans le premier cas, les carottes et les pâtes alimentaires changent d'indice en cours de cuisson en raison de la cassure de leurs fibres.
Dans le second cas, les graisses et les fibres des fruits, des légumes ou des produits non raffinés ralentissent l'assimilation des glucides tout en diminuant l'indice global du repas.
Mais, si l'on tient compte de l'ensemble de ces éléments, il semble incongru de nier l'intérêt de ces indices glycémiques pour établir de bonnes recommandations nutritionnelles. ■

Les règles de base

Par la maîtrise des sucres selon leur indice, tout en tenant compte de leur association aux graisses et aux fibres ainsi que du mode de préparation, l'amaigrissement est assuré au rythme de 1 à 4 kilos par mois, avec fonte des graisses là où elles excèdent. Les centimètres du tour de taille et des cuisses s'envolent allègrement au fur et à mesure du temps. Pas question de s'amuser à faire du yo-yo, cela serait encore plus dangereux !

L'équilibre alimentaire et sa stabilisation permettent non seulement de perdre des kilos mais aussi de conserver le poids atteint. Grâce à la perte de poids et à la réduction de la graisse abdominale, les paramètres sanguins (cholestérol, triglycérides, glucose) s'améliorent et la tension artérielle diminue.

Ne jamais s'habituer à manger trop peu

Un repas copieux de temps à autre fait systématiquement prendre du poids.

Ne jamais sauter de repas

Priver un organisme de l'énergie suffisante pour satisfaire ses besoins personnels l'oblige à puiser ce manque dans ses propres réserves. Comme celles-ci sont vitales, elles seront d'emblée reconstituées dès le repas suivant. Sauter un repas est « traumatisant » pour le corps, ce n'est donc pas la part énergétique manquante qui est prélevée mais l'intégralité du menu. Autrement dit, sauter un repas fait grossir, ni plus ni moins !

Apprendre à composer ses repas

Il faut établir ses repas selon les besoins du corps et en fonction des dépenses du moment.

En favorisant les légumes, les fruits, les féculents et les produits céréaliers d'indice faible, la sécrétion d'insuline reste contrôlée et permet ainsi au pancréas d'équilibrer son fonctionnement. La composition de chacun des repas (petit-déjeuner, déjeuner, dîner, éventuelles collations) est détaillée dans les étapes du régime à proprement parler.

Maîtriser les graisses

Les graisses doivent être contrôlées pour deux motifs : leur richesse en calories et leur action sur le cholestérol.

■ « Mauvaises » graisses

Certains aliments sont riches en graisses saturées, dangereuses car augmentant le taux de « mauvais » cholestérol.

- La viande (issue d'animaux d'élevage et à poils) de veau, de cheval, de bœuf, de porc, de mouton et d'agneau.
- Les abats et les charcuteries issus de ces animaux.
- La peau des volailles.
- Le jaune d'œuf.
- Les produits laitiers « animaux » : lait, beurre, crème, crèmes glacées, fromages, yaourts, fromage blanc et petit-suisse.

■ « Bonnes » graisses

Certains aliments sont riches en graisses susceptibles de faire monter le « bon » cholestérol et baisser le « mauvais ».

- Les poissons gras, comme la sardine, le thon, le hareng, le saumon, le flétan et l'anguille.

- La graisse de canard ou d'oie.
- Les huiles végétales (olive, colza, noix ou tournesol).

Graisses neutres

Enfin, certains aliments renferment des graisses qui n'ont aucune action sur le cholestérol.

- Les volailles.
- Les coquillages et les crustacés.

À SAVOIR

- **1 gramme de graisse apporte 9 calories.**
- **1 gramme de sucre apporte 4 calories.**

Tant qu'elles ne sont pas prises en excès, les graisses ne font courir aucun risque de prise de poids ! Prises en quantité raisonnable et normale, elles sont traitées et utilisées par le corps sans être stockées. Toutefois, les besoins caloriques ne sont pas les mêmes tout au long de la journée. L'inactivité de la nuit entraînera quelques interdits dans le repas du soir.

Sélectionner les sucres

Maintenant que vous connaissez les indices glycémiques, je suis certain que vous vous rendez compte que votre alimentation se compose en bonne partie d'aliments sucrés d'indice très élevé ! En supprimant les sucres les plus « à risque » et en sélectionnant les autres, vous allez réduire les sécrétions d'insuline et les possibilités de stockage.

MON CONSEIL

Le non-respect des interdits bloque totalement la perte de poids. Réfléchissez bien avant de vous accorder un écart, car alors le blocage ne durera pas une journée, mais au minimum trois ou quatre ! Si vous craquez, je vous conseille de reprendre le régime tel qu'il est conçu. Vous mettre à la diète serait une grosse erreur, car elle ne ferait que « conforter » l'organisme dans son besoin de faire des réserves.

Les protéines

Les protéines constituent les fondations du corps humain. Elles doivent faire partie intégrante de chacun des repas principaux. Leur digestion est longue (de 3 à 4 heures) et suivie d'une intégration musculaire. Ce long travail brûle de l'énergie calorique, facilitant ainsi le maintien du poids et la conservation de la musculature. On les trouve aussi bien dans des aliments d'origine animale que dans des végétaux.

- Les viandes (issues d'animaux d'élevage à poils) : veau, cheval, bœuf, porc, mouton et agneau.
- Les abats de ces animaux : langue, foie, cœur, rognons, ris.
- Les charcuteries issues de ces animaux : saucisse, saucisson, merguez, jambons, pâté, terrine.
- Les volailles (issues d'élevage à plumes) : poule, poulet, coq, dinde, pintade, caille, autruche...
- Les abats de volaille : foie, gésier, foie gras.
- Les charcuteries de volaille : saucisse, saucisson, merguez, jambon, terrine.
- Les gibiers à poils et à plumes.
- Le lapin.
- Les poissons d'eau douce et de mer.

- Les fruits de mer : coquillages et crustacés.
- Les œufs.
- Les laitages de vache : fromage, beurre, crème, laitages.
- Les laitages de chèvre et de brebis : fromage, laitages.
- Le soja.
- Les laitages de soja.
- Les algues.
- Les champignons.

Sur quatorze repas par semaine (deux par jour pendant sept jours), quatre d'entre eux seulement devraient comporter de la viande ; volailles, poissons, fruits de mer et œufs étant répartis sur les autres repas. Attention, ce régime n'est pas et ne doit pas être enrichi en protéines, celles-ci pouvant être néfastes, en particulier pour les reins.

Modifier ses habitudes et son comportement

Entre accepter de changer ses habitudes alimentaires et le faire, il y a une énorme marge. Il est extrêmement difficile de modifier des habitudes établies depuis tant d'années. Ce n'est ni pendant un amaigrissement ni pendant sa stabilisation qu'on peut en finir définitivement avec ses rituels.

Avant tout, posez-vous la simple question : « Suis-je réellement prêt à manger autrement, non pour un moment, mais pour la vie ? » Si la réponse est non, rangez ce livre et prenez le temps de réfléchir plus longuement ! Comment voulez-vous perdre du poids et maintenir votre nouveau poids sans modifier votre manière de manger ou votre comportement vis-à-vis des aliments ?

C'est la partie la plus difficile et pourtant la plus importante. Sans cassure des routines de la vie quotidienne, sans maintien de nouvelles habitudes alimentaires et de nouveaux comportements, votre régime est voué à l'échec, avec l'inévitable effet yo-yo que vous connaissez sans doute déjà.

Il faut prendre conscience que, si vous avez tendance à l'embonpoint, ce n'est pas un simple régime qui réglera le problème mais un travail de longue haleine, permanent, de lutte contre un organisme qui ne demande qu'à regonfler ses cellules graisseuses.

Ensuite, il faut réviser vos comportements lors de chaque opération liée à la prise alimentaire. Cela commence avec les courses et le stockage des aliments, puis continue avec la préparation des repas et leur déroulement, et enfin le temps qui s'écoule entre eux.

Commencez par établir les menus selon les règles du régime (détaillées dans les pages suivantes) et vos goûts personnels. Vient alors le temps d'effectuer la liste des courses. Pas trop longue pour éviter les stockages importants et les tentations. Faire les courses deux fois par semaine est un bon rythme. Rédiger une liste et s'y tenir évite les achats inutiles. Limitez aussi les aliments qui vous sont interdits mais qui sont autorisés pour le reste de la famille. Ils vous tenteront et vous culpabiliseront davantage si vous craquez.

Si vous êtes seul, aucun aliment ou ingrédient interdit ne doit figurer dans le réfrigérateur ou les placards.

MON CONSEIL

Les courses seront faites de préférence après un repas ou une collation : lorsqu'on a l'estomac vide, la vue des aliments stimule l'appétit et les envies. La liste sera donc en main et les

achats se borneront à celle-ci. On ne traînera pas dans les allées, raison pour laquelle il vaut mieux être seul plutôt qu'en compagnie d'enfants, sauf ceux en bas âge bien sûr !

- **Lors de la confection d'un repas, il est souhaitable d'avoir pris au préalable une légère collation pour éviter de goûter les plats, ou de se préparer quelques amuse-gueules, comme des radis, des olives, des tomates cerises, des lamelles de carotte, des bouquets de chou-fleur ou des graines de soja grillées.**

Il est recommandé de rester à table au moins vingt minutes pour que la satiété se fasse sentir. Mieux vaut ne pas laisser le plat sur la table, contentez-vous d'une bonne assiette ! Évitez tout ce qui pourrait être ajouté inutilement, comme le sel, la mayonnaise ou le ketchup.

Le dessert n'est pas obligatoirement pris à la fin du repas, mais peut se prendre à distance et servir de petite collation, dans l'après-midi ou dans la soirée devant la télévision.

Augmenter l'activité physique

En augmentant votre activité physique, vous mettez en carence votre organisme qui, pour satisfaire ce manque, brûlera ses graisses afin de retrouver un équivalent sucré tout aussi énergétique. Si les graisses brûlent, le processus d'amincissement et d'amaigrissement est enclenché.

L'exercice physique est essentiel. Il doit être régulier, d'intensité modérée et d'une durée minimale de 30 minutes par jour. La marche rapide est bien appropriée. Cette activité peut être partagée en trois fois 10 minutes ou deux fois 15 minutes, ou en une seule séance. La marche, à condition qu'elle ne soit pas « de shopping », améliore la glycémie et les chiffres de la tension artérielle. Elle contribue également au maintien du poids perdu et à l'équilibre psychique. C'est le moment de sortir le chien ou tout simplement de se remuer au lieu de regarder la télévision !

Le programme national Nutrition Santé (PNNS) a d'ailleurs fait paraître une campagne nationale d'affichage, plus particulièrement dans le métro, pour la pratique de 30 minutes de marche rapide quotidienne.

MON CONSEIL

- **Avant tout, il faut augmenter un peu son activité physique, et par conséquent ses dépenses personnelles.**

- **Se rendre à son travail peut être l'occasion de marcher : pourquoi ne pas stationner la voiture à une certaine distance de votre bureau ? Faire les courses, promener son chien peuvent aussi être l'occasion de marcher. Avec les 35 heures, celle ou celui qui dit ne pas avoir assez de temps est de mauvaise foi. La marche est un excellent sport d'endurance, qui ne vous coûte rien si ce n'est 30 minutes de votre journée !**

- **Très en vogue, l'aquagym semble adaptée à la perte de poids et à l'équilibre physique. Oubliez vos rondeurs et ne les prenez pas comme prétexte pour ne pas oser vous mettre en maillot de bain ! Les cours sont faits pour des personnes comme vous, et ne serez donc pas seul dans ce cas-là ! Le travail dans l'eau est parfait pour raffermir la peau, renforcer la masse musculaire et consolider l'activité du cœur. En musique, vous bougerez votre corps et travaillerez vos muscles sans même vous en rendre compte.** ■

Impossible, pas français !

Mme D. : *Aussi loin que je me souvienne, j'ai toujours rêvé d'être comme les autres. Je ne souhaitais pas être mince, seulement rentrer dans une norme.*

Dès l'âge de 4 ans, j'ai débuté ma longue et douloureuse carrière de régimes. Plus ou moins équilibrés, complètement farfelus pour certains et surtout terriblement dangereux pour d'autres. Et la panoplie ne serait pas complète si j'omettais de mentionner la prise de certains médicaments, illégaux en France mais qu'il est si facile de se procurer dans d'autres pays !

Le résultat de ces pitoyables expériences fut que, trente ans plus tard, j'atteignis le poids royal de 130 kilos.

Lorsque j'ai entendu parler du Dr Allard, j'avoue qu'au départ ce n'était qu'une tentative de plus parmi tant d'autres. Je n'attendais rien de particulier, je ne le consultais que par simple curiosité.

Comme toute personne qui souffre d'une importante surcharge, la nouveauté a un certain attrait. Avait-il la solution miracle ? Je n'aurais pas imaginé une seule seconde que cette rencontre allait totalement bouleverser ma vie.

Avec le régime du Dr Allard, sans aucun médicament, sans horribles privations dont mon organisme ne voulait plus, et sans chirurgie barbare, je perdis enfin du poids et me réconciliai une bonne fois pour toutes avec la nourriture et avec mon corps.

Le régime, par lui-même, est d'une simplicité enfantine. Pas de limite dans ce que vous pouvez manger. Il ne fallait pas me le dire deux fois !

Étant non seulement gourmande mais aussi une grosse mangeuse, je mis en pratique les consignes du Dr Allard. Dès la première semaine, je mangeai sans aucun complexe mes cuisses de canard confites, mon saumon fumé, sans oublier mes quatre carrés de chocolat noir, que je continue toujours de prendre *quotidiennement. Franchement, je n'avais pas grand espoir d'avoir maigri à l'issue de ce démarrage ! J'avais plutôt l'impression de m'être gavée, mais je voulais m'assurer que tout ce qui était prétendu était vrai.*

La balance afficha bien la perte d'un bon kilo. Je n'en croyais pas mes yeux. Se faire sincèrement plaisir en se régalant, je n'avais jamais connu cela. Il ne s'agissait plus de se rassasier de simples légumes, compensation logique de toute personne entamant un régime classique, mais de se régaler réellement sans avoir mauvaise conscience. Là, ce fut une véritable découverte !

Bien sûr, je mentirais si je disais que les interdits n'existent pas ! Mais ils sont si peu nombreux que, franchement, rien ne m'a jamais manqué. J'ai vécu agréablement ce régime, et j'avais même la possibilité de sortir ou de recevoir.

J'étais sincèrement un cas désespéré et jamais je n'aurais imaginé pouvoir atteindre un poids normal. L'amaigrissement sans souffrance, sans fatigue et sans contrainte, ce fut comme un conte de fée !

Aujourd'hui, j'ai perdu 50 kilos et mon poids est stabilisé depuis plusieurs mois, alors que mon objectif premier n'était que de passer la barrière des 100. La clé de la réussite, c'est que le principe vous permet de tenir dans la durée.

Dans mon entourage, beaucoup de personnes furent évidemment impressionnées parce qu'elles connaissaient mon histoire et mes innombrables tentatives d'amaigrissement. Cette transformation leur prouvait que ce régime marche, et de façon durable.

De tout cœur, à toutes celles et ceux qui ont besoin d'aide et ne voient pas le bout du tunnel, lisez cette méthode originale ! Vous pouvez y arriver car, ancienne obèse de toujours, j'en ai fini avec ce fardeau une bonne fois pour toutes !

Je ne remercierai jamais assez le Dr Allard pour son génie et son aide précieuse, et je ne pèse pas mes mots ! ■

Voici les interdits !

La liste suivante regroupe tous les aliments interdits durant la phase de régime à proprement parler. Il est impératif de respecter ces interdits, sinon on bloque l'amaigrissement.

SUCRE ET SUCRERIES
Le sucre blanc en poudre et en morceaux
Le sucre roux en poudre et en morceaux
Toutes les sucreries et les confiseries qui ne sont pas étiquetées « sans sucre »
Le miel
Les confitures autres que celles sucrées au fructose ou étiquetées « 100 % fruits »
Les pâtes à tartiner chocolatées autres que celles sucrées au fructose ou au maltitol
Le chocolat noir à moins de 70 % de cacao, le chocolat au lait, les chocolats pralinés et le chocolat blanc
Les sodas non *light*
Les eaux minérales aromatisées dont le taux de glucides n'est pas égal à zéro

LES FARINES
La farine blanche de blé, celle de maïs et de riz, la fécule
Les biscuits, tartes, gâteaux et pâtisseries du commerce, même diététiques
Les pizzas
Les pâtes à la farine de riz
Les galettes de riz soufflé
Le pain blanc, la baguette, le pain de campagne
Les viennoiseries
Les biscottes
Les petits pains suédois

LES CÉRÉALES
Tous types de céréales de blé, de maïs, d'orge et d'avoine, même diététiques
Toutes les barres de céréales, même diététiques
Les céréales grillées du type « Wasa » ou « Cracotte »
Le maïs
Le pop-corn

LES FÉCULENTS
La pomme de terre
Le riz blanc à cuisson très rapide
Les fèves
Les châtaignes

LES LÉGUMES
La carotte cuite
Le navet
La betterave
Le potiron

LES FRUITS
La banane
L'ananas
Le melon
La pastèque
Les fruits secs : dattes, figues, raisins, abricots et pruneaux
Les autres fruits secs : cacahuètes, noix de cajou et pistaches
Les fruits au sirop
Le jus d'ananas
Les jus de fruit non frais du commerce

LES DESSERTS
Les glaces et les sorbets
Les gaufres
Les biscuits, les tartes, les gâteaux et les pâtisseries du commerce
Les flans industriels
Les beignets
Les desserts à base de riz

LES ALCOOLS
La bière
Le cidre
Le champagne
Les vins cuits (porto…)
Le vin rosé
Le vin blanc moelleux
Le pastis

LES PROTÉINES
Les viandes de mouton et d'agneau, et les parties grasses du porc
Les abats et les charcuteries issus de ces viandes
Le boudin blanc et le boudin noir
Le surimi
Les sushis
Les quenelles

Le petit-déjeuner et la collation du matin

Premier repas de la journée, le petit-déjeuner doit être suffisamment copieux pour répondre aux besoins de l'organisme dès le réveil et éviter la fringale ou le coup de pompe de 11 heures.

Un petit-déjeuner de roi

Malheureusement, pour une grande majorité d'entre nous, ce moment privilégié du matin qu'est le petit-déjeuner reste occulté. Le manque de temps est toujours évoqué, car on préfère séjourner plus longtemps au lit. Combien d'enfants partent à l'école le ventre vide ? Or c'est à nous, parents, de montrer l'exemple !

Le petit-déjeuner demeure un instant capital de la journée. Il n'est pas obligatoire de le prendre dès le lever ; il peut être pris plus tard dans la matinée.

EN RÉSUMÉ

COMPOSITION : laitage(s)
+ sucres d'indice faible
+ boisson(s)

Chaque élément le composant a son importance :
- les laitages apportent protéines, calcium et vitamine D ;
- les sucres d'indice bas donnent l'énergie du matin ;
- les boissons hydratent le corps, sachant que 1,5 litre est nécessaire par jour en moyenne.

Les laitages

Ils peuvent s'associer les uns aux autres : lait, beurre, fromage, yaourt, fromage blanc, faisselle, petit-suisse.

■ **Les laitages nature à 0 % de matières grasses :** de vache, de brebis ou de soja.

Ces laitages sont limités à quatre par jour au maximum, quand vous voulez et sans obligation, bien sûr !

■ **Les laitages aux fruits ou aromatisés, toujours à 0 % de matières grasses :** de vache, de brebis ou de soja.

Attention, la quantité de glucides, mentionnée sur l'emballage, doit être INFÉRIEURE À 12 GRAMMES POUR 100 GRAMMES, et le nombre de ces laitages se limiter à deux au maximum parmi les quatre autorisés, également quand vous voulez dans la journée.

■ **Les fromages allégés à moins de 30 % de matières grasses sur le produit sec (et non pas fini) :** à pâte dure, à pâte molle ou à tartiner, à la coupe ou en rayon dans le commerce.

■ **Les beurres allégés.**

Les sucres d'indice faible

Les sucres d'indice faible peuvent se marier entre eux.

■ **Les pains gris (complet, intégral, au son, au seigle et aux céréales).** Ils seront faits maison ou proviendront d'une boulangerie, mais ne seront en aucun cas industriels ! À consommer en quantité suffisante afin d'éviter la fringale et le coup de pompe de 11 heures.

■ **L'aspartam,** qui est un sucre synthétique.

■ **Le fructose,** un sucre naturel provenant des fruits. Il élève peu l'insuline. On le trouve dans le commerce, en poudre comme en morceaux, et il sucre laitages et boissons. Son pouvoir sucrant est nettement supérieur à celui du saccharose, ce qui permet d'en mettre moins.

■ **Les confitures sucrées au fructose ou étiquetées « 100 % fruits »,** disponibles au rayon diététique des grandes surfaces ou dans les magasins diététiques.

Les confitures se tartinent en couche mince ! Ce n'est pas parce qu'elles sont sucrées au fructose qu'il faut en abuser !

■ **Les chocolats** en poudre sans sucre ajouté, comme le cacao Van Houten ou le Cankao ; les chocolats noirs à plus de 70 % de cacao ; les chocolats au lait sucrés au fructose (rayon diététique ou magasin spécialisé).

Les chocolats cités sont autorisés lors de la journée en quantité raisonnable, c'est-à-dire pas plus de deux barres ou de trois ou quatre carrés par jour.

■ **Les fruits (frais, secs ou sous forme de jus).** Une portion de fruit doit tenir dans la main ou dans un petit bol, ce qui donne une indication de quantité pour les petits fruits, comme les noix, les noisettes, les amandes, les fraises, les cerises, les prunes, le raisin ou les abricots.

Vous pouvez prendre deux ou trois fruits (au maximum) par jour, à consommer quand vous voulez, tout en respectant les interdits.

Il va falloir choisir entre un fruit et un jus de fruit. Les jus peuvent provenir de fruits pressés maison ou avoir été achetés au rayons frais, c'est-à-dire réfrigéré, des commerces. S'ils sont faits maison, deux fruits sont nécessaires pour obtenir un jus de fruit (ils ne seront comptabilisés que comme un fruit). Un verre de jus de fruit vaut un fruit.

Les boissons du matin

- **L'eau, plate ou gazeuse.**

- **Les eaux aromatisées** (sous la seule condition que la quantité de glucides soit égale à zéro).

- **Le thé, le café, le décaféiné, la chicorée, les tisanes et les infusions.**

- **Le lait écrémé.**

- **Le jus de fruit frais** maison ou acheté dans le commerce, tout en respectant les interdits.

L'être humain a besoin de 1,5 à 3 litres de liquide par jour, pour l'hydratation et l'apport de nutriments utiles au bien-être du corps, tels que les vitamines, les minéraux et les oligo-éléments.

Les eaux sont minéralisées différemment, aussi variez-les ! Si vous souffrez de constipation, un grand verre d'une eau riche en magnésium sortant du réfrigérateur et pris à jeun peut vous aider. Ajouter des graines de lin dans un yaourt est une autre idée.

MON CONSEIL

Ne prenez pas de café ou de thé trop fort ! Inducteurs d'insuline, ils risquent de vous amener à être en manque de sucre, ce qui favorise le grignotage de 11 heures. Les décaféinés sont préférables ; d'excellentes marques sont disponibles sur le marché.

La collation de la matinée

Elle est loin d'être obligatoire ; je dirais même qu'elle n'a pas lieu d'être. Un petit-déjeuner copieux devrait suffire. Quoi qu'il en soit, une petite fringale dans la matinée peut être aisément jugulée par un grand verre d'eau fraîche ou de boisson *light* bu rapidement. Pourquoi ne pas se laisser tenter par un fruit, un fromage blanc ou un yaourt nature à 0 % de MG, un mélange des deux ou une portion de fromage allégé ? Mes patients ne manquent pas d'imagination, et bon nombre d'entre eux me rapportent l'art et la manière d'agrémenter et de varier les goûts et les couleurs ! Rien ne vous interdit d'associer les laitages à un peu de cannelle, de café soluble, de chocolat riche en cacao soigneusement dilué dans un peu d'eau tiède ou à une cuillerée à café d'une confiture sucrée au fructose. D'un simple yaourt nature, vous obtenez une délicieuse crème fruitée ou parfumée au café ou au chocolat !

Ne vous considérez pas comme puni et prenez plutôt ce laps de temps de votre vie comme un jeu ! Karl Lagerfeld disait à juste titre : « Un régime est le seul jeu où l'on gagne tout en perdant ! » Les sacrifices ne sont que transitoires, et la récompense est définitive ! Soyez donc toujours positif et pensez au lendemain ! ■

Le déjeuner et le goûter

Comme pour le petit-déjeuner, nous allons détailler la composition de ces deux repas.

Un déjeuner de prince

Le déjeuner doit être le repas le plus copieux de la journée afin de vous faire tenir jusqu'au soir sans sensation de faim ni tentation. Les grignoteurs auront tout de même la possibilité de prendre un goûter, à heure fixe ou étalé dans l'après-midi.

EN RÉSUMÉ

COMPOSITION : **protéines**
+ légumes
+ (éventuellement) un féculent ou du pain ou une préparation comprenant de la farine

FORME : **entrée et/ou plat principal**
+ fromage et/ou dessert(s)

La base de ce repas demeure l'association de protéines animales ou végétales et de légumes. Les quantités de l'un comme de l'autre ne sont pas limitées.

Les protéines

Les protéines tiennent bien au corps. Il faut en moyenne 3 heures pour les digérer, aussi elles évitent les fringales en milieu d'après-midi. Prises en quantité correcte (mais sans les peser pour autant), elles permettent de conserver sa musculature tout en brûlant les graisses là où elles sont le plus disgracieuses.

■ **Les viandes :** veau, cheval, bœuf et parties maigres du porc.

■ **Les charcuteries issues de ces animaux :** saucisson de cheval, jambons de porc...

■ **Les abats de ces animaux :** foie, rognons, langue, cœur et ris de veau.

■ **Les volailles :** toutes sont accordées, mais sans la peau. Les plus grasses, comme l'oie et le canard, ont tout à fait leur place dans ce type de régime.

■ **Les charcuteries de volaille :** hachis, jambon, saucisse, merguez, terrine.

■ **Les abats de volaille :** foie, foie gras, gésier.

■ **Les gibiers à poils et à plumes.**

■ **Les poissons,** d'eau douce ou de mer, y compris les plus gras, les fumés, le thon ou la sardine à l'huile.

■ **Les fruits de mer :** coquillages et crustacés.

■ **Le lapin.**

■ **Les œufs :** ils doivent être limités à quatre par semaine, du moins en ce qui concerne le jaune, riche en « mauvais » cholestérol. Les blancs, eux, peuvent être utilisés comme bon vous semble ! Avec ces œufs, vous pourrez faire d'excellentes mayonnaises maison ainsi que des desserts.

■ **Le soja et le tofu,** pour les végétariens et tous ceux qui n'apprécient pas les protéines animales.

Les viandes de mouton, d'agneau et les parties grasses du porc sont totalement interdites à cause de leur richesse en « mauvaises » graisses, autrement dit par souci de votre cholestérol. Si celui-ci est d'un taux normal, il n'est pas très grave qu'une de ces viandes vous soit servie occasionnellement au déjeuner.

Toutes les volailles et les poissons sont permis car ils sont riches en « bonnes » graisses.

Sachez que les poissons les plus gras seront toujours plus maigres que les viandes les moins grasses, comme le veau ou le cheval ! Pourquoi se priver de sardines grillées ou à l'huile, de thon frais ou à l'huile, de saumon frais ou fumé, de flétan, de maquereau ou d'anguille ?

Les poissons panés sont interdits, la chapelure étant fabriquée à partir de pain blanc. Toutefois, il est très facile de la faire soi-même à base d'une céréale de blé grillée réduite en miettes et d'un œuf.

Vous pouvez aussi déguster un plateau de fruits de mer sans aucune restriction et sans arrière-pensée ! Accompagnez-le d'une mayonnaise maison, mais surtout pas d'un produit vendu dans le commerce.

Les légumes

Les légumes sont constitués de fibres, d'eau et de sucres. Les fibres sont indispensables au bon équilibre digestif ; elles facilitent le transit intestinal et protègent du cancer de l'intestin. Dans l'estomac, elles se gorgent d'eau, apportant ainsi un effet rapide de satiété.

L'eau et le sucre s'éliminant très vite, la faim risque de s'installer rapidement, favorisant le grignotage de l'après-midi. Si vous privilégiez les légumes, votre régime risque d'être trop peu calorique, avec les conséquences déjà exposées !

À SAVOIR

C'est dans leur eau de cuisson que les légumes perdent leurs vitamines et leurs oligoéléments, d'où l'intérêt de récupérer celle-ci pour faire une soupe ou un potage. Les légumes s'appauvrissent aussi de ces nutriments essentiels après plusieurs jours de conservation, ou tout simplement lorsqu'ils sont en conserve. Cuits à la vapeur, ils gardent en revanche toute leur valeur nutritive.

Quelques légumes sont cités dans la liste des interdits (voir p. 79), mais tous les autres sont permis : crus ou cuits, frais, surgelés ou en conserve.

Ceux que l'on assimile aux fruits, comme les tomates, les olives ou les avocats, sont aussi possibles. Cependant, ne faites pas comme certaines personnes qui ne prenaient jamais d'avocat et qui, parce que je l'autorise, se mettent à en abuser ! Les graisses végétales sont moins nocives que les graisses animales, mais, en nutrition, l'excès n'est pas de règle !

MON CONSEIL

Si vous présentez un taux limite ou élevé d'acide urique, je vous déconseille fortement les légumes suivants durant les premières semaines de votre régime : asperge, blette, céleri-feuilles, champignon, chou-fleur, concombre, épinard, endive, haricot vert et oseille. Ils risqueraient de faire grimper ce taux, au risque d'entraîner une épouvantable crise de goutte ! Pour les gros mangeurs de viande, c'est pareil ! Je leur conseille de boire beaucoup, entre 1,5 et 3 litres d'eau par jour.

L'assaisonnement

■ **Les huiles d'olive, de pépins de raisin, de colza, de noix ou de tournesol, ou l'Isio 4.**

Des études ont démontré les bienfaits de ces huiles sur la santé. Vous pouvez les utiliser tant pour la cuisine que pour l'assaisonnement. Le goût de certaines d'entre elles est particulier et tout le monde n'arrive pas à s'en accommoder, c'est la raison pour laquelle je vous propose d'autres choix.

Personnellement, ma préférence va vers les huiles d'olive, de noix ou de colza.

■ **Tous les vinaigres, à l'exception du vinaigre balsamique et du vinaigre de xérès.** Ces deux derniers sont formellement proscrits car ils sont beaucoup trop sucrés.

■ **Le jus de citron.**

■ **Les moutardes fortes.** Seules ces moutardes sont autorisées, car les autres sont adoucies avec du sucre.

■ **Le sel et le poivre.** L'hypertension artérielle et la rétention d'eau sont favorisées par le sel ; n'en abusez pas !

■ **Les herbes et les épices, fraîches, surgelées ou déshydratées.** Variez les goûts et les couleurs grâce aux herbes et aux épices ! Un même légume servi avec différentes épices paraît tout autre !

■ **Les aromates :** ail, oignon, échalote, câpres, cornichons... Méfiez-vous de l'oignon, qui est très sucré ! Il ne fait pas partie des interdits, mais c'est un sucre à risque, ce qui sous-entend qu'il ne faut pas en abuser !

La cuisine

Pour cuisiner, on utilise différents modes de cuisson :
- à la vapeur ;
- à l'eau ;
- au four traditionnel ;
- au four à micro-ondes ;
- à l'étuvée ;
- à l'étouffée ;
- en papillote ;
- à la poêle.

Les ingrédients à utiliser :
- **les beurres allégés ;**
- **les huiles préconisées pour l'assaisonnement ;**
- **les crèmes « cuisine » à moins de 15 % de matières grasses ;**
- **les crèmes « cuisine » de soja.** Voici une crème qui a le goût et l'aspect d'une crème fraîche sans risque pour le cholestérol. Elle se trouve sous forme de briques au rayon diététique des grandes surfaces et dans les magasins spécialisés ;

- **le jus de citron ;**
- **les moutardes fortes ;**
- **le sel et le poivre ;**
- **les herbes, les épices et les aromates.**

Les féculents

Quand j'écris « protéine(s) + légumes + (éventuellement) un féculent », cela signifie que le féculent peut venir s'ajouter mais qu'il n'est pas obligatoire. D'autre part, il doit répondre à des règles très strictes.

EN RÉSUMÉ

1. Choisir un et un seul des féculents suivants :
- riz basmati, thaï, sauvage ou complet ;
- pâtes blanches sèches ou fraîches, pâtes de blé complet ;
- semoule de blé blanche ou complète ;
- blé ;
- quinoa, boulgour ;
- haricots secs (flageolets, haricots rouges ou blancs) ;
- pois secs (pois chiches et pois cassés) ;
- lentilles vertes, brunes ou corail.

2. Limiter la quantité de féculents au tiers de l'assiette.

3. Toujours accompagner les féculents de légumes et de protéines.

Les légumes doivent toujours être présents lors d'un repas composé de féculents. Les fibres qu'ils contiennent permettent de ralentir l'assimilation des sucres des féculents tout en diminuant leur indice glycémique. Les féculents blancs, comme le riz, les pâtes et la semoule, ont un indice élevé et sont assimilés rapidement ; ils doivent toujours être accompagnés de légumes en entrée (soupe, crudités) et/ou en accompagnement (sauce tomate, champignons ou autre), ou de salade.

Les protéines ont tout autant d'importance, d'abord parce qu'elles contribuent à la combustion des graisses et au maintien de la masse musculaire, ensuite parce qu'elles sont composées de matières grasses qui diminuent aussi les indices glycémiques lors du repas. Toutefois, certaines protéines sont riches en graisses saturées qui, mises en présence d'un sucre raffiné d'indice élevé, deviennent facilement stockables.

Ainsi, vous devez apprendre que les féculents blancs (raffinés et d'indice plus élevé que les féculents complets) ne se marient au sein d'un même repas ni avec une viande (issue d'un animal d'élevage et à poils), ni avec ses charcuteries ou ses abats, ni avec une grande quantité de fromage. Sinon, c'est la prise de poids assurée ! Pour éviter ce genre de désagrément, il suffit de s'habituer dès maintenant à substituer à cette viande un autre type de protéines, comme celles provenant des volailles, des poissons, des fruits de mer, du lapin, du gibier ou des œufs. On peut aussi substituer à ces féculents blancs et raffinés d'autres féculents, complets et non raffinés, ou des légumineuses (haricots secs, pois secs, lentilles).

Pas de viande de veau, de cheval, de bœuf ou de porc, ni de charcuteries et d'abats provenant de ces viandes, en présence de féculents blancs (pâtes, riz et semoule).
Pas de grande quantité de fromage si l'on décide de manger des féculents blancs (pâtes, riz et semoule).

Un plat de spaghettis à la bolognaise fait grossir. En remplaçant le hachis de bœuf par du hachis de volaille, le risque est moindre. Une blanquette de veau accompagnée de riz blanc est très risquée pour le poids. Avec du riz complet, pas de souci !

EN RÉSUMÉ

Les féculents :

- à consommer tous les deux ou trois jours, c'est-à-dire en moyenne deux ou trois fois par semaine, en respectant un intervalle d'une ou deux journées entre deux prises de féculents ;
- à consommer au choix le midi ou le soir, et non pas les deux.

La farine et le pain

Ils sont assimilés aux féculents et répondent aux mêmes règles que ces derniers.

EN RÉSUMÉ

- **Il faut choisir : c'est pain ou farine ou féculents, et non le cumul de deux ou trois d'entre eux.**
- **Limiter** le pain gris à deux tartines au maximum, et l'usage de farine à des recettes salées ou sucrées ne comprenant pas plus de 200 grammes de farine pour 6 personnes.
- **Toujours les accompagner de légumes ainsi que de protéines.**
- **À consommer un jour sur deux ou sur trois.**
- **Jamais le soir.**

Les fromages

Ils doivent toujours être à moins de 30 % de matières grasses sur produit sec, et non sur produit fini. Qu'ils soient utilisés en cuisine ou servis en plateau de fin de repas, les fromages demandent toute votre attention si des féculents blancs et raffinés composent pour partie votre repas. En consommer en grande quantité expose à un risque de stockage, mais un peu de gruyère dans les pâtes ou une portion de fromage pour finir le déjeuner est sans risque.

Les desserts

Beaucoup d'entre vous ne se contenteront pas d'un seul dessert ; je vous propose donc d'en prendre plusieurs à la fin du repas ou de les étaler dans l'après-midi.

- **Un fruit (tout en respectant les interdits).**

- **Un laitage, nature ou non, à 0 % de matières grasses.**

- **Les chocolats qui vous sont permis, accompagnés d'un café, d'un thé ou d'une tisane.**

- **De la glace ou du sorbet *light* en sucres.**

- **Un dessert maison.**

À partir d'ingrédients comme le lait écrémé, la crème allégée, les œufs, l'aspartam, le fructose, le chocolat, le café soluble, l'extrait de vanille, les autres laitages à 0 %, les fruits et un peu de farine, il est possible de faire nombre de desserts maison, comme des mousses, des flans, des crèmes, des glaces, des sorbets, des meringues, des crêpes, des clafoutis et autres gâteaux. Vous trouverez de savoureuses recettes à la fin de cet ouvrage.

Les boissons

Comme je l'ai déjà souligné, il est impératif de boire beaucoup lors de tout amaigrissement, au minimum 1,5 litre par jour. Il vaut mieux éviter de boire avant et pendant le repas.

Les boissons coupent l'appétit, c'est la raison pour laquelle il est préférable de commencer à boire après la dernière bouchée.

Les boissons autorisées sont les suivantes...

- **L'eau, plate ou gazeuse.**

- **Les eaux aromatisées dont la teneur en glucides est égale à zéro.**

- **Le lait écrémé.**

- **Le café, le décaféiné, la chicorée, le thé, les tisanes et les infusions.**

- **Les soupes et les bouillons,** à l'exception des formes instantanées.

- **Le jus de tomate.**

- **Le jus de citron.**

- **Les jus de fruit,** en quantité limitée (deux ou trois fruits, ou jus de fruit, par jour).

■ **Les boissons *light*,**
à condition que la teneur en glucides soit nulle.

■ **Un verre de vin rouge ou de vin blanc sec à chaque repas.**

■ **À l'occasion, une dose modérée d'un alcool fort et sec, de préférence le midi.**

Ces alcools vous permettront une socialisation tout à fait acceptable. Si tel n'était pas le cas et que l'on vous tentait avec une coupe de champagne, soit vous l'acceptez et la buvez, avec le risque de bloquer votre amaigrissement, soit vous faites mine d'y tremper les lèvres et profitez d'un moment d'inattention pour reposer discrètement votre verre !

MON CONSEIL

Ne dites pas que vous êtes en cours d'amaigrissement, cela soulève tant de polémiques qu'il vaut mieux éviter de devenir le centre d'intérêt d'une conversation ! Vous risquez de susciter nombre de remarques.

« Juste un peu... Allez, ce n'est pas pour une fois ! »
« Tu étais bien mieux avant ! »
« Qu'est-ce que cela te vieillit ! »
« Il faut arrêter, maintenant, tu as l'air malade ! »

Et j'en passe ! Surtout, n'écoutez rien ! Vous perdez du poids pour vous-même ; vous vous sentez déjà mieux tant moralement que physiquement ; vous reprenez tout simplement confiance en vous !
Retenez simplement qu'un écart sucré bloque l'amaigrissement durant quelques jours et qu'une perte de temps est une nouvelle tentation vers d'autres excès !

Le goûter

Comme pour la collation du matin, vous n'êtes pas obligé de prendre un goûter. Ce dernier n'a guère d'intérêt que pour celles ou ceux qui n'ont pas suffisamment mangé lors du repas du midi et pour les grignoteurs de début de soirée.

Pris avant 18 heures, il peut compléter un déjeuner pris sur le pouce et éviter de se ruer sur le réfrigérateur dès le retour à la maison. Plus vous progressez dans l'après-midi, plus votre activité diminue. Plus les dépenses se réduisent, plus il faut contrôler les entrées. C'est ainsi que ce goûter peut se prendre à heure fixe ou s'étaler sur l'après-midi. Plusieurs éléments sont proposés, à associer entre eux ou à prendre séparément.

- **Les boissons autorisées, hormis les alcools.** Toujours commencer par boire quelque chose, cela peut suffire à couper la faim.

- **Un fruit parmi ceux autorisés.**

- **Quelques noix, noisettes ou amandes.**

- **Un laitage, nature ou non, à 0 % de MG.**

- **Les chocolats permis** (ne pas manger la plaque complète !).

- **Une portion de fromage à moins de 30 % de MG.**

- **Des olives noires ou vertes.**

- **Des légumes (chou-fleur cru, carotte crue, radis, tomate cerise) trempés dans une sauce à base de fromage blanc à 0 % de MG agrémentée de ciboulette, de sel et de poivre.**

■ **Des crevettes grises ou roses non décortiquées** ; elles procurent le plaisir de grignoter ainsi qu'un rapide effet de satiété.

■ **Certaines charcuteries de volaille.**

■ **Quelques graines de soja grillées et salées**

Ces dernières petites idées sont aussi données pour la maîtresse de maison qui aime grignoter lors de la préparation du repas ou qui ne sait comment patienter avant de passer à table. ■

Le dîner

C'est le moment privilégié et convivial de bon nombre de Français ! C'est vrai qu'il est agréable, après une dure journée de labeur, de se réunir en famille ou entre amis et de se détendre autour d'une bonne table ! Pourtant, vous avez tout faux... à moins de le faire intelligemment !

Un dîner léger

Les besoins se calculent à partir des dépenses (principe des entrées et des sorties). Analysons la soirée de la plupart d'entre nous : nous passons la majorité du temps les fesses collées sur une chaise, dans un fauteuil ou un canapé, et puis au lit. En résumé, nous sommes peu actifs, et quasiment inactifs durant le sommeil. Toutefois, les fonctions vitales ne s'arrêtent pas pour autant.

La composition du dîner a toute son importance pour répondre aux besoins de l'organisme, lui donner les éléments nutritifs indispensables utiles à son bon fonctionnement. Elle ne peut se résumer à une simple soupe et un yaourt, car l'organisme a un tel pouvoir d'adaptation qu'il vous fera alors prendre 1 kilo lors d'une sortie où le repas se composera d'un apéritif, d'une entrée, d'un plat et d'un dessert !

La base de ce repas, comme celle du déjeuner, est l'association de protéines d'origine animale ou végétale et de légumes, en quantité non limitée.

Le régime au quotidien

Ce régime, conçu, étudié, testé, modifié et corrigé au fil du temps et de l'expérience, marche incontestablement. L'échec ne vient jamais du concept, mais de la personne qui le suit. Les comportements alimentaires compulsifs, le stress, les événements de la vie ou la perte de motivation sont des exemples courants qui peuvent compromettre la perte de poids.

Restez motivé(e)

Je suis toujours émerveillé de voir, à ce stade, à quel point vous avez changé physiquement et comme vous vous sentez mieux moralement. Le changement est parfois vraiment radical, tant sur le plan vestimentaire que sur le plan esthétique. La coiffure et le maquillage évoluent, le regard devient rassuré, franc, osant affronter le regard des autres.

En somme, la confiance en soi renaît. C'est cette acceptation, souvent trop rapide, de l'image de soi-même qui retarde le passage à la phase suivante. Les tentations sont fréquentes, et la motivation s'estompe peu à peu.

Gardez toujours votre objectif en vue, c'est bientôt terminé ! La dernière ligne droite avant les réintroductions !

À SAVOIR

Comptez une perte de 2 à 4 kilos par mois ! Là aussi, de nombreux facteurs peuvent venir ralentir le processus : la mémoire d'un poids, le stress, le système hormonal ou certaines médications.

Beaucoup de gens pensent que l'amaigrissement se ralentit vers les derniers kilos. Pas du tout ! Hormis un poids mémorisé, c'est vous qui, en général, ralentissez la perte de poids ! Vous vous sentez tellement mieux avec tous ces kilos en moins que vous vous accordez trop facilement l'écart qui, je vous le rappelle, bloque le mécanisme.

Pas d'effet secondaire

Vous ne souffrez d'aucun effet secondaire indésirable, si ce n'est parfois un peu de constipation. Je vous ai déjà donné quelques petits moyens naturels de lutter contre celle-ci. Elle n'est, en aucun cas, un motif d'arrêt. Je soupçonne souvent les patientes de réduire considérablement leurs apports de matières grasses par peur des calories, or le manque de graisses assèche l'intestin.

La faim ou la fatigue ne peuvent être attribuées au régime que dans la mesure où vous réduisez trop les quantités, ou si vous supprimez certaines classes d'aliments… ce que je ne vous conseille pas pour la suite, car il y a une suite : la stabilisation !

MON CONSEIL

- **Si vous rencontrez une phase de stagnation de poids, surtout ne vous découragez pas ! Si vous n'avez commis aucune erreur dans le suivi de votre régime, essayez de vous remémorer s'il ne s'agit pas d'un poids précédemment atteint et tenu suffisam-**

ment longtemps pour qu'il se soit mis en mémoire ! Cette phase de plateau ne dure que quelques semaines, et ne doit en rien modifier le programme du régime. L'organisme lâchera toujours prise, tout est question de patience ! Fiez-vous à vos sensations personnelles ! Un vêtement qui serre moins, un autre que vous ne mettiez plus, les compliments que l'on vous adresse... Continuez jusqu'à l'obtention du poids désiré ou de la disparition de cet aspect peau d'orange qui vous traumatise !

Remuez-vous !

Dès le démarrage de cet amaigrissement, je préconise une activité physique et sportive minimale de 2 heures par semaine. Il est grand temps de vous remuer, vous en avez bien besoin ! La marche rapide, le jogging, le footing, le vélo, la natation, l'aquagym ou le fitness me semblent tout à fait appropriés.

MON CONSEIL

- **Maintenant, vous êtes au restaurant ou invité quelque part et l'on vous sert des noix de coquille Saint-Jacques baignant dans une sauce crémeuse à souhait ! Ne faites pas le difficile, mangez ! Cela bien sûr n'est valable qu'occasionnellement. Cet « excès » de graisse n'altérera pas la perte de poids.**

- **Sur un même registre, s'il vous arrivait de participer à un barbecue où seraient servies saucisses, merguez ou côtes de porc, sachez que, là encore, l'exceptionnel ne modifie rien ! L'accompagnement, en revanche, peut tout altérer. Souvenez-vous que le taboulé ne se marie pas bien avec les viandes, et que pommes de terre et autres sucres sont pour l'instant interdits.**

Retenez qu'une graisse ne fait grossir qu'en présence de sucres, et encore, seulement de sucres d'indice élevé. En ce qui vous concerne, ces derniers sont pour l'instant interdits. C'est ainsi qu'un plat en sauce de temps à autre aura peu d'impact sur votre régime. Appréciez-le, un point c'est tout !

Le régime en résumé

L'équilibre nutritionnel parle d'un petit-déjeuner de roi, d'un déjeuner de prince et d'un repas du soir de mendiant. L'image est caricaturale mais significative, les dépenses s'amenuisant au fur et à mesure que la nuit tombe.

EN RÉSUMÉ

COMPOSITION DES DIFFÉRENTS REPAS :

- **Le petit-déjeuner**
  Laitage(s) + sucres d'indice bas + boissons

- **Le déjeuner**
  Légumes + protéines + (éventuellement) féculents + fromage et/ou dessert(s)

- **Le goûter (facultatif)**
  Laitage(s) +/– sucres d'indice bas +/– boissons

- **Le dîner**
  Légumes + protéines + (éventuellement) féculents + dessert(s)

EN RÉSUMÉ

ÉTABLIR LES MENUS :

Il faut apprendre à établir les menus en fonction de vos goûts personnels. Il est préférable, dans un premier temps, de les élaborer pour une semaine complète ou, mieux encore, pour le mois !

Tout en respectant les interdits, il faut toujours commencer par la ou les protéines du repas, puis y ajouter le ou les légumes de saison.

- Sur les quatorze repas de la semaine, préparez au maximum quatre plats de viande (veau, cheval, bœuf, parties maigres du porc,). Les viandes rouges ainsi que le porc seront prises de préférence le midi ; il reste le veau pour le soir. Volailles, poissons, fruits de mer, lapin, gibiers et œufs constitueront l'apport en protéines des dix autres repas. Il y a maintes et maintes façons de cuisiner tout cela. Les recettes détaillées du livre vous aideront. Reste à savoir si vous souhaitez une entrée et un plat ou seulement le plat principal. Étant donné que les protéines peuvent se marier entre elles, je dirais que cela importe peu.

- Les légumes seront crus ou cuits, frais, surgelés ou en conserve. De couleurs et de goûts variés, ils s'agrémentent et se préparent avec des herbes, des épices et des aromates, qui renforcent leur saveur. L'ajout d'une simple crème allégée en matières grasses ou d'une crème « cuisine » de soja les rend plus onctueux et faciles à apprécier.

- Enfin, les féculents viennent s'ajouter tous les deux ou trois jours, en choisissant le midi ou le soir et en respectant la règle qui veut que des féculents raffinés ne se marient pas à une viande et/ou à une grande quantité de fromage. ■

Quelques témoignages

Mme C. : *À 43 ans, je souffrais déjà de gros problèmes lombaires, probablement dus au surpoids. Au matin, j'avais l'impression d'être une grand-mère, et c'est la principale raison qui m'a poussée à décider de maigrir.*

Très gourmande, j'étais sujette au grignotage de choses salées et sucrées : chocolat, fromage ou lard fumé. J'avais tenté l'année précédente un autre régime, sans résultat probant.

Grâce au régime du Dr Allard, j'ai perdu 12,5 kilos en cinq mois. Je souhaite encore en perdre 5, et j'espère y arriver sur deux mois. Mes douleurs de dos ont disparu et je me sens rajeunie. D'une taille 44-46, je suis passée au 42 et, en fin de régime, j'atteindrai probablement le 40.

Dès la première semaine, on se sent « dégonflée ». L'organisation du régime demande un peu de temps, mais très vite la routine s'installe.

L'avantage est de ne pas être limitée et qu'il n'y a pas trop d'interdits. Les menus sont les mêmes pour toute la famille, du moins sur la base ! Après, j'ajoute quelques compléments pour les enfants. Je peux aussi continuer mes grignotages de chocolat et de fromage (sauf le soir !). Grosse mangeuse de pain, j'ai préféré le supprimer complètement, comme ça je ne suis pas tentée.

Parfois, l'interdit me manque ! Mais, bon ! Ce n'est que temporaire. Je le remplace par autre chose et je me dis que c'est pour une bonne cause !

M. G. : *Le plus difficile n'est pas de suivre ce régime, mais de le faire accepter !*

Mme D. : *À la ménopause, je me suis mise à grossir alors qu'avant je pouvais manger n'importe quoi. Bien entendu, c'est sur le ventre que cela apparaît, avec l'impression d'avoir l'estomac comme une baudruche !*

J'ai tout lu et tout essayé. Rien ne marchait, jusqu'au jour où j'ai démarré ce régime. Ce n'est d'ailleurs pas un régime, c'est une autre manière de manger, avec le sentiment de s'alimenter plus sainement. Je ne suis plus ballonnée et, rapidement, je me suis sentie plus à l'aise dans mes vêtements.

En quatre à cinq mois, j'ai retrouvé un ventre plat. Probablement sur un temps plus long qu'une femme plus jeune, quoique le docteur m'ait expliqué que l'âge importait peu et que seuls les antécédents de régime comptaient... et Dieu sait si j'en ai fait !

Mme V. : *Ce régime, si l'on peut appeler ça un régime, vous fait perdre sans contrainte ce qu'il y a à perdre et là où voulez que cela s'en aille !*

J'étais une sacrée « bouche sucrée » ! Au début, ce fut très dur mais, grâce aux rendez-vous successifs, je tenais bon ! Il faut croire que ce sucre est une drogue, car j'en suis dorénavant désintoxiquée ! Je dirais même que maintenant j'en suis écœurée.

J'ai simplement changé mes habitudes. Au lieu d'une coupe de champagne, je prends un verre de vin rouge ou blanc. Cela choquait au départ, mais maintenant mes amis le savent et me sortent toujours une bonne bouteille.

À la place d'un biscuit, l'après-midi, je croque un carré de chocolat noir. Tout en préparant le repas du soir, je ne grignote plus de fromage ou de charcuterie, mais quelques tomates cerises ou des olives. ■

La stabilisation

Enfin, le poids tant désiré est atteint ! Les efforts ont été rudes parfois, et il serait dommage de tout gâcher en faisant n'importe quoi ! Vous venez en effet d'effectuer la partie la plus facile ; c'est maintenant le moment de stabiliser votre poids, et cette phase nécessite toute votre attention !

Pas question de revenir aux anciennes habitudes alimentaires qui vous ont fait grossir. Pas question non plus de réintroduire n'importe comment ce qui était interdit pendant la phase de régime : éliminer ces sucres d'indice intermédiaire ou élevé vous a permis de maigrir, les remettre au menu pourrait très bien vous faire regrossir !

Une phase primordiale

Perdre des kilos est un véritable traumatisme pour le corps humain ! Pour lui, supprimer ses graisses le prive d'une réserve indirecte d'énergie car, rappelons-le, c'est en brûlant ses graisses qu'il trouve un équivalent au sucre, principal carburant de l'organisme. Par tous les moyens, il tentera de récupérer ce dont vous l'avez privé, voire un peu plus au cas où vous remettriez cela ! Nous allons tout mettre en œuvre pour éviter cette éventualité.

- **La première chose à faire est de le réconforter,** de le remettre en confiance en lui faisant comprendre qu'il n'y aura plus de perte de poids.
- **La seconde est de lui faire admettre qu'il ne peut plus reprendre de kilos,** et ainsi l'obliger à réajuster l'ensemble de ses paramètres sur ce nouveau poids, puis à le mémoriser. Cela n'est envisageable qu'après six mois à un an de stabilité totale.

Quand je vous disais que ce n'est pas gagné ! La principale raison pour laquelle la plupart des personnes regrossissent après un régime, c'est qu'elles ne tiennent absolument pas compte de cette notion fondamentale. La stabilité totale sous-entend une variation maximale du poids de plus ou moins 1 kilo. Au-delà, on n'est plus dans le cadre d'une stabilisation, et tout redémarre alors à zéro.

Cette phase est donc très importante, beaucoup plus importante que le régime lui-même.

À SAVOIR

Durant les six premiers mois de la phase de stabilisation, vous allez apprendre à réintroduire les sucres à risque, les uns après les autres, sachant qu'ils se répartissent en deux grandes catégories : les amidons raffinés et les autres sucres. Procédez mois par mois et obligez-vous à inclure dans vos menus les anciens interdits. Au début, c'est facile ; ça l'est moins lors de la troisième ou quatrième introduction, car vous devrez les gérer ensemble et non séparément. Après six mois, tous les aliments entrent dans votre alimentation quotidienne.

La trame de fond

Avant tout, je définis la trame de fond de la phase de stabilisation, avec le respect d'un équilibre alimentaire parfait et pour première réintroduction les graisses dangereuses pour le cholestérol. Maintenant que vous les connaissez, charge à vous d'assumer leur présence dans l'alimentation quotidienne ! Les interdits sucrés du programme d'amaigrissement et d'amincissement feront l'objet de réintroductions spécifiques selon des règles et des schémas particuliers. Ils sont décrits un peu plus loin. Jouez le jeu, c'est important !

EN RÉSUMÉ

- Ne jamais sauter de repas : cela oblige l'organisme à puiser dans ses réserves, ce qu'il fait payer dès le repas suivant.
- Trois repas sont obligatoires : petit-déjeuner, déjeuner et dîner.
- Le petit-déjeuner et le déjeuner sont les repas les plus importants de la journée : un adage populaire parle d'un petit-déjeuner de roi, d'un déjeuner de prince et d'un dîner de pauvre.
- Le goûter est facultatif : il est conseillé pour éviter les grignotages de début de soirée et reste une collation, non un repas.
- La quantité d'aliments du déjeuner ne doit jamais être inférieure à celle du dîner.
- La quantité d'aliments du dîner doit toujours être égale ou inférieure à celle du déjeuner. Le dîner doit être le repas le moins gras et le moins sucré de la journée. C'est le repas où l'on doit être le plus vigilant.
- Le déjeuner et le dîner se composent toujours d'une base de protéines et de légumes.
- Des féculents peuvent venir s'ajouter à l'un de ces repas, selon une règle bien précise.
- Ne pas prendre plus de quatre laitages par jour.
- Ne pas prendre plus de trois fruits par jour.

Le petit-déjeuner

EN RÉSUMÉ

COMPOSITION : laitage(s)
+ sucres d'indice faible
+ boisson(s)

Les laitages

Au choix : lait, beurre, fromage, yaourt, fromage blanc, faisselle ou petit-suisse, allégés ou non, désormais, à votre convenance ! Toutefois, l'industrie enrichissant facilement de sucre les laitages non nature, il est souhaitable d'apprendre à lire l'étiquette sur l'emballage du produit et de faire en sorte que **la quantité de glucides ne dépasse pas 15 grammes pour 100 grammes.** Limitez le nombre de laitages à quatre au maximum par jour !

Les sucres d'indice faible

EN RÉSUMÉ

Sont toujours interdits et feront l'objet d'une réintroduction prochaine :

- le pain blanc, la baguette et le pain de campagne ;
- les viennoiseries ;
- les biscottes, les céréales grillées et les petits pains suédois ;
- les galettes de riz soufflé ;
- les biscuits, les gâteaux, les tartes et les pâtisseries du commerce ;
- tous types de céréales et les barres de céréales.

Sont permis…

- **Les pains gris (pain aux céréales, complet, intégral, de son ou de seigle).**
- **L'aspartam.**
- **Le fructose.**
- **Les confitures sucrées au fructose.**
- **Les chocolats en poudre sans sucre ajouté, comme le cacao Van Houten ou le Cankao.**
- **Les chocolats noirs à plus de 70 % de cacao.**
- **Les autres chocolats, à condition de leur quantité de glucides soit inférieure ou égale à 50 grammes pour 100 grammes.** Voici une nouvelle possibilité élargissant la gamme des chocolats (à consommer en quantité raisonnable afin d'éviter l'envolée du poids !).
- **Les fruits (frais ou secs) ou les jus de fruit.** Le volume d'une portion de fruit(s) doit tenir dans une main ou dans un petit bol. Faites un choix entre fruit et jus de fruit. Deux ou trois fruits au maximum sont possibles par jour, quand vous voulez, en respectant les interdits que sont :
    - – la banane ;
    - – l'ananas ;
    - – le melon et la pastèque ;
    - – les fruits secs (dattes, figues, raisins et pruneaux) ;
    - – les cacahuètes, les noix de cajou et les pistaches ;
    - – les fruits au sirop ;
    - – le jus d'ananas ;
    - – les jus de fruit non frais du commerce.

Les boissons du matin

Elles restent les mêmes que durant le régime, à l'exception du lait, qui peut désormais être demi-écrémé.

La collation de la matinée

Elle est inchangée, et je campe sur mes positions en ce qui la concerne.

Le déjeuner

EN RÉSUMÉ

Ce repas ne doit jamais être moins copieux que le dîner.

COMPOSITION : **protéines**
+ légumes
+ (éventuellement) un féculent ou du pain ou une préparation comprenant de la farine.

FORME : **entrée et/ou plat principal**
+ fromage et/ou dessert(s).

Les protéines

- **Les viandes :** veau, cheval, bœuf, porc, mouton et agneau.
- **Les charcuteries issues de ces animaux :** saucisse, saucisson, merguez, pâté, terrine, jambons.
- **Les abats de ces animaux :** foie, rognons, langue, cœur et ris de veau.
- **Les volailles :** sans leur peau.
- **Les charcuteries de volaille :** hachis, jambon, saucisse, merguez, terrine.
- **Les abats de volaille :** foie, foie gras, gésier.
- **Les gibiers à poils et à plumes.**
- **Les poissons** d'eau douce ou de mer, y compris les plus gras et les fumés.

- **Les fruits de mer :** coquillages et crustacés.
- **Le lapin.**
- **Les œufs.**
- **Le soja et le tofu.**

- Les viandes de porc, de mouton et d'agneau font désormais partie des protéines autorisées. Attention, elles restent malgré tout porteuses de « mauvaises » graisses, dangereuses pour le cholestérol !
- Les œufs ne sont plus limités, mais là aussi attention : le jaune est « à risque ». Plus de quatre jaunes par semaine, c'est trop !

Les légumes

EN RÉSUMÉ

Certains légumes interdits feront l'objet d'une réintroduction prochaine :
- les carottes cuites ;
- les navets ;
- la betterave ;
- le potiron.

Les légumes sont consommés frais, surgelés ou en conserve, et peuvent être servis cuits ou crus. Avant de vous laisser tenter par les potages du commerce, il faudra attendre la réintroduction de la pomme de terre. Continuez donc à préparer vos soupes maison, à partir d'autres légumes épaississants !

L'assaisonnement

- **Huiles d'olive, de pépins de raisin, de colza, de noix ou de tournesol, ou Isio 4.**
- **Tous types de vinaigres.**

- **Le jus de citron.**
- **Les moutardes fortes uniquement.**
- **Le sel et le poivre.**
- **Les herbes et les épices,** fraîches, surgelées ou déshydratées.
- **Les aromates:** ail, oignon, échalote, câpre, cornichon...

La cuisson

Les différents modes de cuisson acceptés sont:
- à l'eau et à la vapeur;
- au gril, au four et au four à micro-ondes;
- à l'étuvée, à l'étouffée, en papillote ou à la poêle.

Ingrédients à utiliser:
- **le beurre,** allégé ou non;
- **les huiles d'assaisonnement;**
- **la crème « cuisine » à moins ou à plus de 15 % de matières grasses;**
- **la crème « cuisine » de soja;**
- **le jus de citron;**
- **la moutarde forte;**
- **le sel et le poivre;**
- **les herbes, les épices et les aromates.**

Les féculents

EN RÉSUMÉ

Les féculents interdits sont:
- la pomme de terre;
- le riz blanc à cuisson très rapide;
- la fève;
- la châtaigne.

Les règles concernant les féculents autorisés restent valables.

1 Choisir un et un seul des féculents de la liste suivante :

- riz basmati, thaï, sauvage ou complet ;
- pâtes blanches sèches, fraîches ou de blé complet ;
- semoule de blé blanche ou complète ;
- blé ;
- quinoa, boulgour ;
- haricots secs (flageolets, haricots rouges et haricots blancs) ;
- pois secs (pois chiches et pois cassés) ;
- lentilles vertes, brunes ou corail.

2 Limiter la quantité de féculents au tiers de l'assiette.

3 Toujours accompagner les féculents de légumes et de protéines, mais faire attention aux associations...

- Ne pas marier, au sein d'un même repas, un féculent raffiné et blanc (riz, pâte, semoule) avec un plat de viande de veau, de cheval, de bœuf, de porc, de mouton ou d'agneau, avec de la charcuterie ou des abats issus de ces mêmes viandes.
- Il est possible d'associer ce féculent blanc et raffiné avec de la volaille, du poisson, des fruits de mer, des œufs, du lapin et du gibier.
- Ne pas marier, toujours au sein d'un même repas, un féculent blanc et raffiné avec une grande quantité de fromage.

4 À prendre tous les deux jours ou de façon plus espacée.
Vous allez apprendre à gérer les féculents raffinés. Sachez qu'un plat de riz, de pâtes ou de semoule en prise journalière vous fera grossir avant la fin de la semaine ! Habituez-vous à ne consommer ces aliments trop riches en amidon que tous les deux jours, quitte à intercaler un féculent complet ou une légumineuse si l'envie d'un féculent journalier se fait sentir !

❺ Ne consommer des féculents que le midi ou le soir, au choix, et non pas les deux.

La farine et le pain

EN RÉSUMÉ

La farine blanche et ses dérivés sont toujours interdits, mais leur réintroduction est proche !

Farines complètes et pains gris sont assimilés à des féculents, et leur consommation répond aux mêmes règles.

❶ Choisir entre un féculent, du pain et une préparation comprenant de la farine (et non les cumuler).

❷ Limiter :

- le pain gris à deux tartines au maximum ;
- l'usage de farine à des recettes salées ou sucrées n'en comprenant pas plus de 200 grammes pour 6 personnes.

❸ Toujours les accompagner de légumes et de protéines.

❹ À consommer tous les jours ou de façon plus espacée.

❺ Jamais le soir.

Les fromages

Ils ne sont autorisés qu'en l'absence de féculents blancs et raffinés au cours du repas.

Les desserts

Vous pouvez en prendre plusieurs.

- **Un fruit** (tout en respectant les interdits).
- **Un laitage, nature ou non.**
- **Les chocolats permis, accompagnés d'un café, d'un thé ou d'une tisane.**
- **Une glace ou un sorbet allégés en sucre.**
- **Un dessert maison sans sucre ni farine.**
- **Un dessert maison sans sucre mais avec un peu de farine complète.**

Les boissons

- **L'eau plate ou gazeuse.**
- **Les eaux aromatisées dont la teneur en glucides est égale à zéro.**
- **Le lait.**
- **Le café, le décaféiné, la chicorée, le thé, la tisane et l'infusion.**
- **Les soupes et les bouillons,** à l'exception des formes instantanées.
- **Le jus de tomate.**
- **Le jus de citron.**
- **Les jus de fruit en quantité limitée** (deux ou trois fruits, ou jus de fruit, par jour).
- **Les boissons *light*,** à condition que leur teneur en glucide soit nulle.
- **Un verre de vin rouge ou de blanc sec** à chaque repas.
- **À l'occasion, une dose modérée d'un alcool fort et sec,** de préférence le midi.
- **Enfin autorisée, la coupe de champagne...** occasionnellement !

Le goûter

Toujours non obligatoire, le goûter demeure conseillé pour les grignoteurs de fin de journée.

- **Les boissons autorisées, à l'exception des alcools.**
- **Un fruit parmi ceux autorisés.**
- **Quelques noix, des noisettes ou des amandes.**
- **Un laitage, nature ou non.**
- **Les chocolats permis, en quantité raisonnable !**
- **Une portion de fromage.**
- **Des olives noires ou vertes.**
- **Quelques légumes.**
- **Des crevettes grises ou roses.**
- **Certaines charcuteries de volaille.**

Le dîner

On le construit sur le même schéma que le déjeuner.

EN RÉSUMÉ

COMPOSITION : **protéines**
+ légumes
+ (éventuellement) un féculent.

FORME : **entrée et/ou plat principal**
+ dessert(s).

Le soir, quelques interdictions particulières sont de règle :
- pas de viande rouge (cheval, bœuf, mouton, agneau) ;
- pas de charcuteries et d'abats issus de ces animaux ;
- pas de viande, de charcuterie et d'abats de porc ;
- pas de fromage, sauf pour la cuisine ;
- pas de friture ;
- pas de pain ;
- pas de farine.

Maintenant que vous avez atteint votre poids et que vous vous sentez beaucoup plus léger, il faut raffermir les chairs et remodeler la silhouette. Les heures d'exercice physique pourraient largement s'étendre un peu plus sur la semaine.

Par rapport à la phase de régime proprement dite, la différence ici porte sur l'introduction des graisses à risque pour la santé (et plus particulièrement pour le cholestérol). Les viandes de porc, de mouton et d'agneau ainsi que les produits laitiers non allégés sont de nouveau présents dans votre alimentation quotidienne.

MON CONSEIL

- **Souvenez-vous : rien n'est gagné ! La trame que je viens de vous exposer est à suivre durant les six mois à venir.**

- **La surveillance de votre poids reste essentielle. Elle peut être journalière ou hebdomadaire, ou avoir lieu tous les deux jours, à vous de choisir ! Les variations de poids de plus de 1 kilo non corrigées dans les trois ou quatre jours suivants compromettent la stabilisation et remettent le compteur à zéro : vous démarrez une nouvelle stabilisation sur un nouveau poids...**

Pour l'instant, le moyen de corriger le poids consiste simplement à suivre cette trame le temps nécessaire, jusqu'à retrouver le poids tant désiré ! ■

Première série de réintroductions

Pendant les six mois de stabilisation, il faut commencer à réintroduire les aliments interdits au cours des repas définis dans la trame de fond de cette phase, décrite dans le chapitre précédent. Voici la liste des premiers aliments réintroduits : des amidons à risque, d'indice élevé.

- La pomme de terre
- Le maïs
- La fève
- La châtaigne
- Le riz blanc
- Les pâtes blanches
- La semoule blanche

Les quatre premiers sont des aliments naturellement très riches en amidon. Les trois derniers sont tout aussi riches en amidon, mais ils le doivent à des procédés industriels.

La pomme de terre

L'indice glycémique de la pomme de terre varie selon son mode de préparation, mais est toujours élevé. Ce féculent, incontestablement un sucre « à grand risque », est en partie responsable du taux d'obésité du nord de la France et de la Belgique.

Son sucre est l'amidon. C'est un glucide complexe qui se transforme en glucose lors de la digestion par une protéine intestinale : l'amylase. « Amidon » et « fécule » sont deux noms donnés à une même substance. Si cette dernière est extraite de graines, comme le blé, le maïs ou le riz, elle est nommée « amidon » ; si elle est extraite de tubercules, de tiges ou racines de plantes, comme la pomme de terre, le manioc ou le sagou, elle est alors nommée « fécule ».

Les indices glycémiques selon le mode de préparation

• Pomme de terre cuite au four	indice 95
• Pomme de terre cuite à la vapeur	indice 95
• Frites	indice 95
• Purée de pommes de terre	indice 90
• Pomme de terre cuite à l'eau avec peau	indice 70
• Pomme de terre cuite à l'eau sans peau	indice 65
• Chips	indice 60
• Patate douce	indice 50

Le fait de cuire la pomme de terre au four ou à la vapeur n'évacue nullement l'amidon. Un sucre ne s'évapore pas. En friture, c'est pareil ! L'amidon reste en intégralité dans la pomme de terre. Seule l'eau permet une élimination partielle, accentuée si la pomme de terre a été épluchée avant cuisson ! Malheureusement, c'est aussi dans l'eau de cuisson qu'elle perd ses vitamines et minéraux !

La réduction partielle de l'indice de la pomme de terre réduite en purée n'est due qu'à l'écrasement des fibres contenues dans ce tubercule.

Enfin, les chips sont de la pomme de terre frite déshydratée. C'est la disparition de l'eau qui permet l'élimination de l'amidon et la diminution de l'indice glycémique.

Son indice glycémique étant toujours élevé, ce tubercule est digéré rapidement vu la quantité d'insuline nécessaire à son assimilation. Pour ralentir ce phénomène, et pour diminuer l'indice glycémique, la présence de fibres alimentaires est

Les règles de réintroduction

La réintroduction de ces féculents va répondre aux mêmes règles que celle du programme d'amaigrissement.

❶ **Choisir un et un seul des féculents de la liste suivante :**
- 2 ou 3 petites pommes de terre ;
- soupe épaissie grâce à de la pomme de terre ;
- maïs ;
- riz blanc, basmati, thaï, sauvage ou complet ;
- pâtes blanches sèches, fraîches ou de blé complet ;
- semoule blanche ou de blé complet ;
- blé ;
- quinoa ;
- haricots secs (flageolets, haricots blancs ou rouges) ;
- pois secs (pois chiches ou pois cassés) ;
- lentilles vertes, brunes ou corail ;
- fèves ;
- châtaignes.

❷ **Limiter la quantité de féculents au tiers de l'assiette.**

❸ **Toujours compléter de légumes et de protéines.** Par les fibres qu'il contient, le légume accompagnant la pomme de terre ou le féculent blanc et raffiné permet de diminuer leur indice.

❹ **Faire attention aux associations.**
Concernant la pomme de terre, le maïs, la fève, la châtaigne et les féculents blancs (semoule, pâtes sèches et fraîches, riz, dont le riz basmati, le riz thaï et le riz sauvage) :
- jamais en présence d'une viande de veau, de cheval, de bœuf, de porc, de mouton ou d'agneau ;
- jamais avec de la charcuterie ou des abats qui en sont issus ;

- jamais avec ou suivis d'une grande quantité de fromage ;
- possibles en présence de volaille, de poisson, de fruits de mer, de gibier, de lapin ou d'œufs.

5 En prise journalière, tous les deux jours ou plus espacée encore, avec surveillance rapprochée du poids.
La prise journalière de pommes de terre, de maïs, de fèves, de châtaignes et de féculents blancs énoncés ci-dessus n'est pas conseillée cependant. Il est préférable de rester sur une prise tous les deux jours.

6 Au choix, le midi ou le soir.

7 Possibilité de friture à midi, mais jamais le soir.

La dissociation des graisses et des sucres

C'est Michel Montignac qui, le premier en France, évoqua la dissociation des graisses et des sucres. Tous étant incriminés, cela rendit le principe difficilement gérable.

Mon expérience personnelle permet aujourd'hui d'affirmer qu'il avait raison, mais avec une certaine réserve. Seuls les sucres d'indice élevé, raffinés ou enrichis en amidon deviennent dangereux dans la maîtrise du poids lorsqu'ils se retrouvent en présence de certaines graisses, tout aussi à risque.

Graisses saturées

Ces graisses sont celles que l'on trouve dans les viandes de veau, de cheval, de bœuf, de porc, de mouton et d'agneau, dans les charcuteries et les abats issus de ces animaux, et dans nombre de fromages. En somme, ce sont ni plus ni moins que les graisses saturées qui risquent d'altérer le taux de cholestérol.

L'explication vient de leur complexité, qui les rend plus difficilement assimilables et plus faciles à stocker face aux grandes sécrétions d'insuline déclenchées par ces sucres d'indice intermédiaire ou élevé.

Les graisses saturées contiennent peu d'éléments indispensables à l'organisme. Elles représentent un combustible utilisable immédiatement ou stockable si le corps n'en a pas l'utilité au moment de leur ingestion. Les sucres sont du carburant alimentant les cellules des principaux organes grâce à l'insuline. Mises en présence de glucides complexes, comme l'amidon, ces graisses deviennent encombrantes pour l'insuline, qui n'hésite pas à les stocker.

C'est ainsi que l'association de ces féculents nouvellement introduits avec de la viande, de la charcuterie, des abats ou une grande quantité de fromage est un risque pour le poids. Ce mélange n'est pas interdit, mais il est déconseillé, et il faut lorsqu'il est effectué surveiller attentivement la balance dans les jours qui suivent !

Steak-frites, raclette, couscous, pâtes à la bolognaise, tomates farcies et riz, entre autres, font inévitablement grossir.

Graisses insaturées

À l'inverse, les graisses insaturées sont composées d'acides gras essentiels à l'organisme, comme les oméga 3. La présence de ces acides gras rend les graisses insaturées tout aussi prioritaires que les sucres, et, sauf si elles sont prises en excès, elles sont facilement assimilables et difficiles à stocker.

La correction du poids

Il est possible de modifier habitudes et traditions ! Des moules-frites, un poulet-frites, un couscous-poulet ou des pâtes complètes à la bolognaise ne posent aucun problème ! Utilisez le hachis de volaille à la place du porc, du veau ou du bœuf si vous ne pouvez vous passer des féculents raffinés ! Les charcuteries de volaille se développent de plus en plus, profitez-en !

Si malgré tout vous reprenez un peu de poids, vous trouverez ci-après le moyen d'y remédier.

Vous avez pris moins de 1 kilo

Tout en suivant la même trame, supprimez les aliments nouvellement admis le temps de corriger votre poids.

Augmentez largement la consommation de protéines animales ou végétales. Les protéines sont les seuls aliments qui obligent l'organisme à brûler des calories pour leur digestion, lente et difficile, suivie d'une intégration musculaire.

Buvez de 1,5 à 2 litres d'eau par jour. La consommation d'eau permet d'éliminer les déchets induits par cette combustion tout en empêchant les problèmes rénaux ou articulaires.

Vous avez pris plus de 1 kilo

Revenez vite au régime de départ ! ■

Deuxième série de réintroductions

Vous allez maintenant introduire céréales et autres produits céréaliers.

- Les farines blanches issues de blé, de maïs et de riz
- Les pains blancs
- Les biscottes, les céréales grillées et les petits pains suédois
- Les viennoiseries
- Les biscuits salés et sucrés
- Les tartes salées et sucrées
- Les gâteaux et les pâtisseries
- Les céréales du petit-déjeuner
- Les barres de céréales

Les farines

Quelle que soit la céréale moulue (froment, épeautre ou seigle), différents types de farines en sont extraits. Le grain de blé se compose d'une enveloppe de son riche en fibres alimentaires. Juste en dessous se trouve une couche contenant des sels minéraux, des oligoéléments, des vitamines et des protéines solubles. Enfin, l'amande, la partie centrale du grain, contient l'amidon et les protéines insolubles formant le gluten. Les farines blanches sont obtenues en ne gardant que la partie centrale du grain. Certes, la qualité boulangère est meilleure, mais les qualités nutritionnelles sont amoindries par suppression des fibres, des vitamines, des minéraux et des oligoéléments.

Les farines mi-blanches sont obtenues en enlevant simplement l'enveloppe de son, qui contient malheureusement les fibres utiles au ralentissement de l'assimilation de l'amidon.

Les farines bises, noires ou complètes proviennent du grain dans son ensemble.

À SAVOIR

On différencie ces farines par leur type, ou taux de cendre. Plus la farine est foncée, plus elle contient de sels minéraux qui ne se consument pas, donnant les cendres. Par exemple :

- **la farine blanche type 45 (T45) contient 0,45 % de sels minéraux**
- **la farine à baguette type 55 (T55) contient 0,55 % de sels minéraux**
- **la farine bise type 80 (T80) contient 0,8 % de sels minéraux**
- **la farine complète type 110 (T110) contient 1,1 % de sels minéraux**
- **la farine intégrale type 150 (T150) contient 1,5 % de sels minéraux.**

Sur la base de ces farines, il est aisément possible de combiner différentes céréales. La farine « paysan » utilisée pour les fameux pains paysans est un mélange de froment de type 80 avec un peu de farine de seigle. Il est aussi possible de confectionner du pain au maïs ou à l'avoine. L'ajout d'un peu de son donne une couleur plus foncée à la mie.

Ainsi, plus une farine est blanche, plus son indice glycémique est élevé. C'est l'absence de fibres qui fait monter l'indice. Les fibres ne sont présentes dans une farine – et donc l'assimilation de l'amidon est ralentie – qu'à partir du type 90 seulement. Les farines blanches sont désormais les moins chères, et il est d'usage de les utiliser dans la confection des biscuits salés ou sucrés, des tartes salées ou sucrées, des pizzas, des gâteaux et des pâtisseries.

À SAVOIR

Pour ceux qui souffrent d'une intolérance au gluten, il existe des farines spéciales exemptes de ces protéines insolubles.

Les pains

Quoi qu'en disent les boulangers, la farine blanche sert de base à la fabrication de la plupart des pains. Le mélange de farine blanche et de farine bise ou de farine complète définit l'étiquetage du pain en boulangerie sans qu'il y ait un réel respect des proportions. Un pain complet ne devrait être établi qu'à partir de farine complète de type 150, or la réalité est tout autre dans la majorité des cas, avec des pains complets confectionnés à partir de 60 à 65 % de farine blanche et de 35 à 40 % de farine complète.

L'indice glycémique d'un pain différera donc selon la boulangerie ou la fabrication (industrielle ou non).

• Pain blanc	indice 85
• Pain d'épice	indice 80
• Crackers et pains suédois	indice 80
• Baguette	indice 75
• Gaufre	indice 75
• Quatre-quarts	indice 75
• Croissant	indice 70
• Petit pain au lait	indice 70
• Pain de campagne	indice 70

- Biscuits secs indice 55
- Pain aux céréales indice 55
- Pain complet indice 50
- Pain au sarrasin indice 50
- Pain de son ou de seigle indice 45
- Pain complet intégral indice 35

Concernant les biscottes, les crackers et les petits pains suédois, les procédés industriels de cuisson extrusion, utilisés dans la fabrication des aliments déshydratés, augmentent l'indice glycémique. Comme quoi, il est mieux de prendre du pain foncé au petit-déjeuner que des biscottes, même si vous pensiez probablement le contraire !

Les céréales du petit-déjeuner et les barres de céréales

Elles sont extrêmement sucrées et systématiquement d'indice élevé ; les procédés industriels de fabrication sont responsables de cela. Les spots publicitaires qui vantent leurs mérites en matière de nutrition n'ont d'autre but que le marketing : aucune d'elles n'est diététique, contrairement à ce qui est parfois dit ou approuvé par un diététicien ou, plus grave encore, par un nutritionniste. Toutes sont assimilées à des sucres rapides et incitent le consommateur à en reprendre. Elles n'existaient pas autrefois, et nous n'en souffrions pas.

Il vaut mieux un croissant ou un morceau de baguette que ces céréales, qui ne devraient jamais, au grand jamais, faire partie d'aucun autre repas de la journée que le petit-déjeuner ! Elles sont l'une des sources du surpoids des enfants, car elles sont souvent prises en collation du matin et de l'après-midi, mais aussi comme dessert !

EN RÉSUMÉ

La réintroduction des produits listés ci-dessous – qui sont pour la plupart industriels, riches en amidon et quasiment dépourvus de fibres – répond aux règles qui suivent, en accord avec les premières réintroductions :

- pomme de terre ;
- maïs ;
- fèves et châtaignes ;
- riz blanc ;
- pâtes blanches ;
- semoule blanche ;
- farines blanches ;
- Maïzena ;
- biscuits salés et sucrés ;
- tartes salées et sucrées ;
- pâtes à pizza ;
- gâteaux et pâtisseries ;
- viennoiseries ;
- pains blancs, dont la baguette et le pain de campagne ;
- biscottes et assimilés ;
- céréales du petit-déjeuner ;
- barres de céréales.

Ne jamais cumuler deux de ces sucres d'indice élevé dans la même journée.
Par exemple, il est interdit de prendre un croissant (1)* au petit-déjeuner et du gratin dauphinois (1) le midi, ou du riz blanc (1) à midi et des biscuits (1) le soir.

Ne jamais prendre un de ces sucres pendant trois jours consécutifs. Par exemple, il est interdit de prendre des céréales (1) le lundi matin, des pâtes blanches (1) le mardi

* (1) = apport d'un sucre d'indice élevé.

à midi et une tarte salée (1) le mercredi, ou des pommes de terre (1) le lundi, un gâteau (1) le mardi et du couscous (1) le mercredi.

Toujours associer ces sucres, au cours du repas, à des légumes riches en fibres.

Ne jamais cumuler, au sein d'un même repas, ces sucres avec une viande de veau, de cheval, de bœuf, de porc, de mouton ou d'agneau, ou avec de la charcuterie ou des abats issus de ces animaux.

Ne jamais terminer un repas contenant l'un de ces sucres par une grande quantité de fromage.

Sont par exemple interdits :
- le couscous (semoule blanche + agneau + bœuf) ;
- les spaghettis à la bolognaise (pâtes blanches + bœuf) ;
- la raclette (pommes de terre + charcuterie de porc + fromage) ;
- la pizza aux trois fromages (farine blanche + fromages) ;
- la tarte au fromage (farine blanche + fromage) ;
- la blanquette de veau avec du riz blanc, un plateau de fromages et de la tarte Tatin.

Surveillez de près la balance et, surtout, corrigez sans attendre si cela est nécessaire ! ■

Faites une pause !

Toutes ces réintroductions vous font probablement peur ! De prime abord, cela peut paraître complexe, mais il n'en est rien. Nous allons reprendre chaque repas, l'un après l'autre, en repositionnant les interdits, qui n'en sont plus désormais !

Le petit-déjeuner

Sur la base énoncée précédemment, celui-ci doit être sucré pour fournir l'énergie suffisante au réveil du cerveau et du système musculaire.

Le pain

Entre le pain, les biscottes, les pains suédois ou les céréales, le choix préférentiel se porte sur le pain. Il y a trois types de pains : blanc, bis, noir.

Pour être sûr de ne pas se tromper, le noir est meilleur et sans risque. Il s'agit du pain complet intégral, du pain de son ou de seigle. Le pain de son doit être réellement de son, et non pas un mélange de son et d'une trop grande quantité de farine blanche !

MON CONSEIL

- **Pourquoi ne pas faire son pain soi-même ? Les machines à pain sont maintenant accessibles à tout le monde, les farines complètes se trouvent facilement dans le commerce, et le pain se fait tout seul. Cela embaumera la maison et vous redécouvrirez le véritable pain d'autrefois ! C'est là que l'on se rend compte à quel point les boulangers sont nombreux à ne pas**

respecter les proportions de farines correspondant au pain en question. La mie d'un pain complet est manifestement foncée, ce qui est rarement le cas dans le commerce ! Vous serez aussi probablement surpris de voir la couleur de la mie d'un pain aux céréales ! Encore une fois, rien à voir avec celle de la plupart des boulangeries !

Si vous avez plutôt envie d'un morceau de baguette, de pain de mie ou d'une viennoiserie, vous pouvez vous en régaler : comptabilisez alors un sucre à risque si c'est au petit-déjeuner, et un sucre avec aggravation du risque si de la charcuterie ou du fromage font partie du même repas. Attention aussi de ne pas répéter cela plus de trois jours de suite !

Le jus de fruit

Le fruit ou le jus de fruits s'ajoutent au pain du matin. Les interdits les concernant restent posés ; ils feront l'objet d'une prochaine réintroduction.

Les laitages

Les laitages sont toujours les bienvenus, comme dans la trame proposée.

Les boissons

Pensez toujours à vous réhydrater après la nuit ; les besoins journaliers sont de l'ordre de 1,5 litre !

Le sucre est à bannir. Il est remplacé soit par ce sucre synthétique qu'est l'aspartam, soit par le sucre principal des fruits, le fructose. Ne les oubliez pas si vous partez en voyage !

Maintenant, imaginons que vous soyez à l'extérieur de chez vous dans une structure où seuls sont proposés du pain blanc et des viennoiseries. Soit vous agissez comme nous venons de le voir et vous comptabilisez un sucre à risque (mais attention dès le troisième jour), soit vous prenez un petit-déjeuner anglo-saxon composé essentiellement de graisses et de protéines (œufs, jambon et fromage avec, quand même, un fruit ou jus de fruit et un laitage), soit vous alternez ces deux solutions durant votre séjour. Dans la première solution, la prise de poids est assurée ; ce ne sera pas le cas dans les deux autres choix.

Le déjeuner

Suffisamment copieux pour assouvir les dépenses de l'après-midi, le déjeuner est établi sur une association de légumes et de protéines. Les légumes sont présents par les fibres qu'ils contiennent afin de diminuer l'indice glycémique du repas. Il existe encore des interdits les concernant, que vous maintiendrez jusqu'à la prochaine série de réintroductions. À partir de légumes et de protéines, il est aisé de composer une entrée et un plat.

Vient maintenant le temps d'évaluation de la quantité de glucides au cours de ce déjeuner ; cela concerne le féculent, la farine ou le pain.

EN RÉSUMÉ

Il faut comptabiliser un sucre à risque si vous prenez :
- de la pomme de terre, sous n'importe quelle forme ;
- du maïs, sauf quelques grains à titre décoratif ;
- des fèves ou des châtaignes ;
- du riz blanc ;
- des pâtes alimentaires blanches ;

- de la semoule blanche ;
- de la tarte salée, de la quiche, de la pizza ou un friand du commerce ;
- n'importe quel ingrédient pané du commerce ;
- du pain blanc ;
- des biscottes, des petits pains suédois ou des céréales grillées.

Deux de ces sucres à risque suffisent pour prendre du poids !

La prise de poids est inévitable si vous mariez l'un de ces sucres avec une viande ou une grande quantité de fromage.

Composez vos repas

Si vous souhaitez manger une viande sans grossir, associez-la à des légumes et/ou à un féculent complet riche en fibres, à une légumineuse (haricots secs, pois secs ou lentilles).

Si votre choix se porte sur un féculent à risque, apprenez à le déguster avec de la volaille, du poisson, des fruits de mer, des œufs, du gibier ou du lapin.

Habituez-vous à ne pas prendre de fromage à la suite d'un plat composé de féculents riches en amidon et raffinés ou comprenant de la farine à risque, et de ne jamais en manger avec du pain blanc ! Accompagnez plutôt votre fromage d'une simple salade verte !

EN RÉSUMÉ

Il vous faut aussi apprendre à maîtriser l'indice glycémique du repas. Plus il est élevé, plus grand est le risque de prise de poids.

- Les légumes sont indispensables dès que le repas contient du pain, des ingrédients à base de farine ou des féculents riches en amidon (pommes de terre, riz, pâtes, semoule).
- Les aliments complets ont un indice plus faible que les raffinés.
- L'indice de la pomme de terre est réduit lorsqu'elle est cuite à l'eau.
- Les riz basmati, thaï ou sauvage ont un indice glycémique inférieur à celui du riz à cuisson rapide.
- Les pâtes fraîches ont un indice plus faible que les sèches.
- Les fèves, les châtaignes et le maïs ne doivent pas représenter la part principale du repas.
- Les légumineuses ou légumes secs, comme les haricots, les pois et les lentilles, ont un indice faible en raison de leur richesse en fibres.

Enfin, pour une bonne hygiène alimentaire, les féculents, le pain et les ingrédients à base de farine ne devraient pas faire partie de tous les repas.

Fromage et dessert

Le fromage et le dessert peuvent terminer ce déjeuner. Ils seront largement dépensés durant l'après-midi. Respectez toutefois la règle concernant le fromage accompagné de pain ! Les desserts sont simples ou plus élaborés. Les laitages, les fruits qui ne sont pas interdits, le chocolat et le petit café demeurent dans la simplicité. Les crèmes glacées, les sorbets, les biscuits, les gâteaux et les pâtisseries se comptabilisent comme des sucres à risque ; certains d'entre eux, issus du raffinage industriel, ne doivent pas suivre un plat de viande et/ou du fromage. Si votre repas comporte l'un ou l'autre, il vous faudra attendre la fin de leur digestion (comptez 3 heures environ) pour entamer le produit à base de farine raffinée du commerce.

Lorsque vous êtes invité en famille ou chez des amis, il est bien rare que le repas soit équilibré de l'apéritif au dessert ! Ou la gestion est facile à respecter et vous ne prenez pas un gramme, ou elle est quasi impossible et vous allez devoir entamer une correction de poids dès le repas suivant.

Le goûter

Ce n'est pas un véritable repas, mais une simple collation. Son intention n'est pas de rassasier mais de caler un petit creux !

Sur les différentes possibilités déjà énoncées, le risque est majoré par ajout d'un aliment raffiné, donc riche en amidon, et association à du fromage.

Le dîner

Au fur et à mesure que vous progressez dans la soirée, les besoins de l'organisme s'amenuisent car les dépenses se réduisent durant le sommeil. C'est sur deux tableaux qu'il faut désormais raisonner : les calories apportées par les graisses et les indices glycémiques des sucres. Tous deux apportent de l'énergie et doivent être maîtrisés pour éviter à votre corps de stocker un surplus inutile. Partez sur une composition similaire au déjeuner : les plats en sauce doivent être évités, certaines viandes supprimées, les fromages écartés, les produits laitiers redevenir allégés en matières grasses, les sucres sélectionnés selon leur indice, et les desserts être simples.

Le gargantuesque et le grignotage ne sont pas de mise ! Dans le cas contraire, vous n'avez rien compris : revoyez d'abord l'état psychologique dans lequel vous êtes avant de démarrer votre régime !

L'invitation du soir demeure un problème ! Chez vous, il est possible de recevoir tout en respectant les règles de diététique sans que les convives s'en aperçoivent, mais à l'extérieur c'est autre chose ! Si vous allez au restaurant, c'est très facile puisque la carte des menus est entre vos mains. Chez les amis que vous connaissez bien, c'est gérable ! Sinon, charge à vous de minimiser les dégâts, de faire face à la balance le lendemain et d'effectuer les corrections qui s'imposent ! ■

Troisième série de réintroductions

Il est désormais temps de parler du sucre et des produits sucrés très riches en glucides simples et rapides.

- Le sucre en poudre et en morceaux
- Les sucreries et les confiseries
- Les confitures
- Les chocolats
- Les pâtes à tartiner
- Le miel
- Les glaces et les sorbets
- Les biscuits, les gâteaux et les pâtisseries
- Les sodas et la limonade
- Les jus de fruit industriels

Le sucre en poudre et en morceaux

Le saccharose

Le sucre que l'on trouve sous forme de poudre ou de morceaux est généralement du saccharose. Issu de canne ou de betterave et d'indice 65, il risque de faire grossir par sa présence dans bon nombre de produits. En prendre de façon répétée entraîne une prise de poids inévitable pour celles et ceux qui ont tendance à l'embonpoint.

Outre le fait qu'il fasse gonfler les cellules graisseuses, apparaître la cellulite ou tout simplement grossir, il est à l'origine de maux tels le diabète et les caries dentaires.

À SAVOIR

Au XIXe siècle, la consommation de sucre en France par personne et par an était inférieure à 1 kilo. Elle atteint aujourd'hui 40 kilos, avec une légère tendance à décroître depuis quelques années. La mode pousse le consommateur vers les produits *light* et sans sucre.
Aux États-Unis, la consommation de sucre est de 60 kilos par an et par habitant. C'est énorme !

Si les Français ont pris conscience que le sucre en poudre et en morceau était néfaste pour la santé, ils n'ont malheureusement pas réalisé l'importance des sucres camouflés par l'industrie alimentaire, ces sucres qui sont ajoutés aux boissons et aux aliments. Leur consommation est si importante qu'elle soulève une profonde inquiétude.

MON CONSEIL

Vérifiez les appellations « light » et « sans sucre ».
J'aimerais apporter une précision quant à ces deux termes, que l'industrie affiche trop aisément.
En anglais, *light* signifie « allégé » et non « sans... ». Un produit sucré *light* sera allégé en sucre, mais pas du tout « sans sucre ». Pour qu'il le soit réellement, il faut que soit inscrit sur l'étiquette d'emballage « 0 gramme de glucide ». Méfiez-vous des boissons *light* contenant 2 grammes de glucides pour 100 millilitres : la quantité de sucre ingérée est au prorata de la quantité de liquide absorbée !

- **2 grammes pour 100 millilitres (soit un demi-verre à moutarde)**
- **20 grammes pour 1 litre**
- **30 grammes pour 1,5 litre**

Quand l'étiquette d'un aliment affiche « sans sucre(s) », cela sous-entend parfois « sans sucre(s) ajouté(s) ». Là encore, privilégiez l'affichage « 0 gramme de glucide ». Plus chers que les aliments classiques, les produits *light* et sans sucre sont aussi des pièges à kilos ! Ils déculpabilisent, et donc incitent à la surconsommation !

Je recommande vivement d'éviter le sucre, en poudre ou en morceaux, et soit de s'en passer définitivement, soit d'avoir recours à un édulcorant ou au fructose.

Les édulcorants

Les édulcorants sont des produits synthétiques. Ils ont un pouvoir sucrant sans avoir la valeur nutritive ou calorique du sucre. Ils n'ont pas d'indice glycémique car ce ne sont pas des sucres, ou glucides. Les édulcorants de synthèse n'induisent pas de sécrétion d'insuline. Ils n'ont que le goût du sucre, sans en avoir les inconvénients.

Le plus connu d'entre eux est l'aspartam. Découvert en 1965 par un Américain, il est utilisé dans la fabrication de boissons et d'autres produits alimentaires dans plus de soixante pays.

À SAVOIR

En ce qui concerne l'aspartam, chacun se pose la même question : « Ce produit est-il ou non cancérigène ? »
Avant lui, d'autres édulcorants existaient, comme la saccharine ou les cyclamates. Le doute à leur sujet subsistant, leur emploi est déjà supprimé dans certains pays, dont le nôtre.
Pour ce qui est de l'aspartam, les études ont démontré son absence de toxicité, même à des doses élevées ; c'est officiellement reconnu aux États-Unis. En 1980, l'Organisation mondiale de

la santé a admis qu'une dose de 2 comprimés par kilo de poids et par jour était dépourvue de risque sur l'individu ; autrement dit, un adulte de 60 kilos pourrait consommer sans danger jusqu'à 120 comprimés d'aspartam par jour. Cette dose maximale acceptable fut approuvée en 1984 et en 1987 par la CEE.

Les polyols

Il faut se méfier des différents polyols que l'industrie alimentaire aime à mentionner dans la composition des aliments tout en faisant figurer la mention « sans sucre » sur l'emballage ! Cette notation n'est que trompeuse et mensongère, les polyols ayant la même valeur énergétique que le glucose. L'absence de législation européenne laisse ainsi le champ libre aux industriels, qui profitent de l'ignorance des gens, pour porter l'indication « sans sucre » sur des produits comportant des polyols. Voici quelques exemples de polyols : sorbitol, mannitol, polydextrose, maltitol, xylitol, lactitol… Vérifiez toujours leur présence ou leur absence dans la composition d'un produit que vous envisagez d'acheter.

Le fructose

Le fructose est un sucre naturel, provenant des fruits, dont l'indice est de 20. Existant en poudre et morceaux, peu inducteur d'insuline, il peut accompagner tous les laitages et les boissons. Son pouvoir sucrant est plus fort que celui du sucre, ce qui permet ainsi d'en utiliser moins. Il peut être chauffé et donc entrer dans la composition de vos tartes, de vos gâteaux ou de vos pâtisseries.

L'industrie utilise aussi le fructose, mais à mauvais escient. En effet, elle ne se contente pas de fructose dans ses préparations, elle lui adjoint du glucose, pour une

question de coût, bien sûr ! Le glucose ayant un indice de 100, imaginez les dégâts ! Et pourtant, vous avez bonne conscience en achetant un aliment contenant du fructose, lequel vous inciterait même à en manger plus. Méfiance, lisez bien les étiquettes ! Le fructose reste un glucide dont il ne faut pas abuser !

Les sucreries et les confiseries

Sucreries et confiseries ont le même indice que le sucre (si elles sont gélifiées, l'indice augmente jusqu'à 80). Lorsqu'elles sont prises occasionnellement et en petite quantité, le risque est moindre !

Elles sont la principale source de caries dentaires : il est préférable, pour vous et pour les enfants, de prendre des bonbons et des chewing-gums étiquetés « sans sucre », à condition de vérifier qu'ils ne contiennent pas de polyols.

Les confitures

Elles sont faites à partir de fruits et de sucre, généralement à parts égales. Dans les confitures allégées, la part de sucre est réduite au profit de la quantité de fruits. Certaines ne sont sucrées que par les fruits eux-mêmes ; elles sont alors étiquetées « 100 % fruits ».

• Confiture	indice 65
• Confiture allégée	indice 55
• Marmelade de fruits sans sucre ajouté	indice 30

Les chocolats

Le chocolat est bien évidemment sucré. Il ne l'est pas trop s'il est à plus de 70 % de cacao (indice 22), il l'est un peu plus lorsqu'il est noir mais à moins de 70 % de cacao (indice 50), et il l'est beaucoup s'il est blanc, au lait, au praliné ou avec des fruits secs. Dans ce cas, il faut prendre en compte l'indice glycémique de chacun des composants le constituant.

Le chocolat doit contenir moins de 50 grammes de glucides pour 100 grammes. Pris raisonnablement, c'est-à-dire 3 ou 4 carrés, 1 ou 2 barres au maximum, il apporte douceur et réconfort, et apaise le stress par sa richesse en magnésium. Le chocolat est un aliment à part entière : source de protéines, de glucides, de lipides, de vitamines, de minéraux et d'oligoéléments, il permettrait à lui seul la survie.

Les pâtes à tartiner

L'indice d'une pâte à tartiner tient compte de l'indice de chacun des différents ingrédients la composant. Le sucre, les noisettes, le cacao et le lait lui donnent un indice moyen de 80. Leur quantité en glucides classe les pâtes à tartiner dans les aliments fortement à risque. Certaines sont sucrées au fructose. Regardez bien l'étiquette : la présence d'un autre sucre que ce fructose, comme le glucose, augmenterait considérablement l'indice du produit !

Le miel

C'est un mélange naturel de glucose et de fructose. L'indice qui lui est conféré est de 90, et il est probablement pire si le miel n'est pas de fabrication artisanale !

Les glaces et les sorbets

Les glaces sont d'indice 60 (cumul de sucre et de produits laitiers). Celles qui sont étiquetées *light* sont souvent allégées en graisses et enrichies en glucides. Généralement plus chères que les autres, elles sont en fait pires pour le bon équilibre du poids.

Les sorbets sont constitués de fruits (contenant des fibres), d'eau et sucre. Leur indice moyen est de 50 grâce aux fruits qu'ils contiennent.

Les biscuits, les gâteaux et les pâtisseries

Nous les avons déjà vus, mais j'insiste sur le fait qu'en eux sont systématiquement associés le sucre et la farine, sans parler des matières grasses des produits laitiers. De valeur calorique forte et d'indice élevé, ils font inévitablement grossir !

Les sodas et la limonade

Vous vous doutez bien qu'ils sont très sucrés, même s'ils sont à base d'extraits naturels. Un verre apporte l'équivalent de quatre morceaux de sucre, et vous devriez interdire de telles boissons à vos enfants ! Leur indice, de 70, les rend très à risque. Quant aux boissons light, elles ne sont acceptables que si aucun glucide n'entre dans leur composition.

Toutes les boissons gazéifiées peuvent être source de brûlures d'estomac et de troubles intestinaux, comme des ballonnements, des gargouillis et des flatulences !

Les jus de fruit industriels

Ils sont systématiquement enrichis en sucre pour leur conservation. Comme ils sont pauvres en fibres, les indices s'en ressentent…

L'indice du pamplemousse est de 22 alors que celui de son jus est de 70. La raison en est simple : les fibres, qui se trouvent dans la pulpe et les membranes du fruit, ralentissent l'absorption des sucres ; comme elles ne sont plus présentes lorsque le fruit est pressé, l'indice augmente. Ce phénomène est comparable au raffinage industriel.

Un jus de fruit industriel a un indice encore plus élevé car il est très appauvri en pulpe : par exemple, l'indice de l'orange est de 45, celui de l'orange pressée, de 55, et celui du jus d'orange industriel, de 65.

• Jus d'ananas	indice 80
• Jus de pamplemousse	indice 70
• Jus d'orange	indice 65
• Jus de pomme	indice 60
• Jus d'orange frais	indice 55

EN RÉSUMÉ

La remise en place du sucre et des produits sucrés vient s'ajouter aux deux précédentes séries de réintroductions. La liste s'allonge de plus en plus, et c'est là une légère difficulté ; la règle est facile à mémoriser, mais plus difficilement gérable si les aliments à risque suivants ne sont pas bien en tête :

- sucre en poudre et en morceaux ;
- sucreries et confiseries ;

- chocolats ;
- confitures ;
- miel ;
- céréales et barres de céréales ;
- glaces et sorbets non *light* ;
- sodas non *light* ;
- jus de fruit industriels ;
- biscuits ;
- gâteaux et pâtisseries.

C'est l'association de plusieurs de ces sucres d'indice élevé qui fait grossir. Le slogan qui m'est venu, il y a plusieurs années, lors d'une consultation de stabilisation résume parfaitement les risques encourus :

(1) + (2) + (3) = prise de poids !

Cela signifie que cumuler trois sucres d'indice élevé ou intermédiaire sur la journée suffit pour faire grimper la balance.

Concernant les biscuits, les gâteaux et les pâtisseries, n'oubliez pas qu'à cette règle s'ajoute celle des viandes et du fromage pris au même repas !

Prenons quelques exemples d'interdits :

- Viennoiserie du matin (1), pommes de terre à midi (2), glace le soir (3) ;
- Pop-corn au cinéma (1), soda non *light* (2), riz blanc le soir (3).

Un exemple concret

Un exemple concret sera plus évocateur. Dimanche dernier, nous étions invités chez des amis, et voici le menu ! À l'apéritif, on nous a servi une coupe de champagne (1) avec quelques amandes (2) et des morceaux de fromage. Nous sommes ensuite passés à table : en entrée, nous avons eu un demi-melon chacun (3), puis on nous a servi de la viande de porc grillée au barbecue, des pommes de terre cuites sous la cendre (4) et une délicieuse ratatouille maison. Parce que le temps était beau et la température clémente, nous déjeunions dehors et un délicieux vin rosé (5) accompagnait ce charmant repas. Vinrent ensuite le plateau de fromages et sa verdure, avec du pain blanc (6) pour celle ou celui qui le souhaitait. Le dessert était une simple glace (7).

La prise de kilos est inévitable pour la personne qui a tendance à grossir. Le cumul de sept sucres à risque sur le même repas augmente l'indice glycémique de celui-ci. L'association de la viande de porc avec l'amidon de la pomme de terre, ou celle du pain blanc avec le fromage, fait inévitablement prendre du poids.

MON CONSEIL

Pourtant, bien que j'aie tendance à grossir, je n'ai pas pris 100 grammes.

À la place du champagne, j'ai préféré un verre de whisky et picoré quelques morceaux de fromage. Le melon (1) fut mon entrée. La viande de porc suivit, avec la ratatouille mais sans pomme de terre. J'évitai le rosé et bus de l'eau gazeuse. Je pris un peu de fromage et quelques feuilles de salade, et terminai par la glace (2).

Seuls deux sucres à risque étaient présents au menu, et aucun mariage de viande ou de fromage avec un sucre raffiné d'indice très élevé. ■

Quatrième série de réintroductions

Les choses se compliquent ! Les sucres nouvellement introduits doivent être impérativement mis en pratique les uns avec les autres. La surveillance de la balance doit être rapprochée, et la correction immédiate. C'est dans la plus grande stabilité que l'organisme mémorisera le nouveau poids.

Désormais, tous les fruits et les légumes peuvent composer les repas.

- La carotte
- Le potiron
- Le navet
- La betterave
- Les petits pois en conserve
- La pastèque
- Le melon
- La banane
- L'ananas
- Les fruits exotiques
- Le kiwi
- Les fruits au sirop
- Les fruits secs
- Les jus de fruit industriels
- Le jus d'orange frais

Les légumes

• Carotte cuite	indice de 85
• Carotte crue	indice de 50
• Potiron	indice de 75
• Navet	indice de 70
• Betterave	indice de 65
• Petits pois en conserve	indice de 50

C'est la cassure des fibres à la cuisson qui augmente l'indice de la carotte, exactement comme pour les pâtes lorsqu'elles sont trop cuites.

Mis à part les petits pois en conserve et les carottes crues, dont l'indice est intermédiaire, les légumes de cette liste ont un indice élevé qui les classe parmi les sucres dangereux, ceux pour lesquels (1) + (2) + (3) = prise de poids !

À SAVOIR

Cela signifie que le cumul de trois sucres à risque, d'indice glycémique élevé ou intermédiaire, sur la même journée met en péril la stabilité du poids.

La sensibilité d'un organisme est propre à chacun et totalement individuelle : pour certains, prendre deux sucres dans la même journée suffit à leur faire prendre du poids, alors que d'autres ne grossiront que s'ils en prennent quatre. C'est à vous de vous tester maintenant !

Changez les traditions ! Il suffit de remplacer un légume par un autre ne posant aucun problème, et il en va de même pour les féculents et les sources de protéines. Je sais qu'il est dur et difficile de modifier ses habitudes ! Je l'ai fait avant vous, le tout est de savoir ce que l'on veut !

Les fruits exotiques

La plupart des fruits exotiques, dont la mangue, ont un indice intermédiaire de 50 ; celui de la papaye est un peu plus élevé puisqu'il atteint 60. Autant dire qu'il faut y prêter attention lors d'un séjour à l'étranger !

Le kiwi

Acidulé et sucré, ce fruit affiche un indice de 55. Un kiwi apporte deux fois plus de vitamine C que deux oranges, et suffit, s'il est consommé le matin, à couvrir les besoins en vitamine C de la journée. Afin d'éviter le cumul avec d'autres sucres à risque, il est préférable de l'alterner avec des agrumes comme l'orange, le pamplemousse ou le citron, également riches en vitamine C (cette dernière est aussi présente dans le radis et le chou-fleur).

À SAVOIR

Le kiwi est le fruit d'une liane robuste. Originaire de Chine, il fut introduit en Europe dans les années 50 sous le nom de « groseille de Chine ». Ce sont les producteurs néo-zélandais qui l'ont baptisé « kiwi », du nom de leur oiseau national. La France est le quatrième pays producteur de ce fruit au monde.

Le kiwi est intéressant du fait de ses nombreux autres atouts : il contient aussi du fer et du magnésium (deux fois plus en moyenne que les autres fruits), et il a une telle teneur en fibres alimentaires qu'il favorise le transit intestinal et réduit l'indice glycémique du repas au cours duquel il est pris.

La banane

Elle est riche en glucides, d'où un indice élevé : 65 ! Ces glucides sont toutefois de bonne qualité et, avec sa richesse en magnésium, elle est digne d'être le fruit du randonneur, du sportif, ou tout simplement de l'enfant à l'heure de goûter ! Là encore, pas tous les jours, sauf en cas d'exercice physique soutenu !

L'ananas et le melon

Ils ont le même indice que la banane. Les prendre à l'occasion n'est pas trop grave, mais évitez de vous en gaver durant tout l'été, par exemple !

Une remarque revient systématiquement : « Je pensais que l'ananas mangeait les graisses ! »
Les régimes « fruits » sont anciens ; ils faisaient partie des régimes dits « dissociés », où l'on devait manger le même aliment pendant une durée déterminée. Dans ces conditions, inutile de dire que l'on maigrissait ! C'est dans un cadre restrictif que les graisses fondaient, et non à cause du fruit et de ses composants.
La soupe aux choux relève du même ordre d'idée !

La pastèque

Elle est le fruit d'indice le plus élevé : 75. Vous voyez qu'elle n'est pas composée que d'eau !

Mes patients sont toujours surpris que je leur interdise melon et pastèque au cours du régime. À cela, je leur réponds : « Laissez traîner un morceau par terre et voyez si les fourmis ou les guêpes ne semblent pas attirées ! » La teneur en sucre est diluée dans un tel volume d'eau qu'on a l'impression qu'il n'y en a pas, et pourtant elle est élevée !

Les fruits secs

À l'image de la banane – et pourvus du même indice que cette dernière –, les fruits secs représentent des sucres de bonne qualité, assimilables aux sucres lents, ce qui explique qu'on les retrouve dans le sac à dos des randonneurs. Les sportifs le savent, et leur choix se porte plutôt vers les abricots secs, dont l'indice est de 35, ou quelques noix, d'indice 15.

La cacahuète a un indice de 20 seulement, toutefois sa valeur calorique est extrêmement forte ; cela doit entraîner une certaine réserve lors d'un apéritif.

Les fruits au sirop

Ils sont d'indice intermédiaire ou élevé selon le sirop associé.

- Pêches au sirop — indice 55
- Abricots au sirop — indice 65

Les fruits en conserve

Leur indice est toujours plus élevé que celui des fruits frais.

EN RÉSUMÉ

La règle de réintroduction des fruits et des fruits secs est similaire à celle des légumes : (1) + (2) + (3) = prise de poids !

Il est vrai que la liste s'allonge, mais il est simple de retenir que, dans certaines classes d'aliments (féculents, farine, pain, légumes, fruits et fruits secs, jus de fruit du commerce), sont présents quelques aliments à risque qui, pris isolément, ne posent pas de souci mais qui, ensemble, peuvent engendrer des problèmes de poids.

Voici un exemple de ce qu'il ne faut pas faire : un kiwi (1) au petit-déjeuner, un steak-frites (2) au déjeuner, une part de pastèque (3) l'après-midi et un taboulé enrichi de raisins secs (4 et 5) au dîner. La totale ! ■

Dernière série de réintroductions !

Cette fois-ci, je rétablis dans l'alimentation quotidienne les boissons alcoolisées, en les classant dans la liste ci-dessous de la pire à la meilleure.

- La bière
- Les vins cuits
- Le porto
- Les vins blancs moelleux
- Les crèmes de fruits
- Le cidre
- Les vins rosés
- Le champagne
- Les vins blancs secs
- Les vins rouges

Ces boissons ont de l'importance sur un plan social. L'apéritif reste un moment privilégié de convivialité où il est bon de se retrouver autour d'un verre entre amis ou en famille. Ne rien prendre peut être mal perçu, et souvent synonyme de maladie. « Tu ne bois rien, tu es malade ? – Non, je ne suis pas malade, je prends soin de ma santé et de mon poids ! »

La bière

C'est la boisson qui a l'indice le plus élevé : 110. Le maltose, qui la compose, l'amidon et le glucose sont les plus mauvais sucres, les plus à risque. C'est bien connu, les buveurs de bière prennent du ventre ! Les Allemands ou les Anglais, qui en sont de gros consommateurs, sont loin d'être minces, à l'exception peut-être des plus jeunes d'entre eux. Mais les choses évoluent très vite, le dérèglement s'installe rapidement et les kilos s'engrangent.

Momentanément désaltérante, la bière devrait rester une boisson occasionnelle : une forte chaleur, une pause l'après-midi ou un moment de convivialité.

Les vins cuits et le porto

Leur indice est de 95. Pris souvent comme apéritif et à jeun, ils provoquent des décharges d'insuline et stimulent l'appétit. S'ils sont pris régulièrement, ils affolent la balance !

Les vins et le cidre

Que de vertus sont attribuées au vin, cette boisson des dieux !

Sa composition protégerait les parois artérielles en empêchant la formation de la plaque d'athérome. De là à dire qu'il faut boire du vin pour se protéger des maladies cardio-vasculaires... ce serait une réelle aberration ! Toutefois, boire un ou deux verres par repas ne peut être néfaste !

De plus en plus, nous adoptons la manière anglo-saxonne de recevoir en ne buvant que du vin, ce qui permet d'éviter le cumul d'indices différents.

Les vins blancs moelleux

Ces vins, le sauternes et le monbazillac par exemple, ont un indice de 90. Ils sont d'autant plus à risque qu'ils accompagnent fréquemment desserts et foies gras.

Les vins blancs secs

D'indice 50, ils sont préférables aux précédents... à condition de ne pas leur ajouter de la crème de cassis ou d'un autre fruit, ce qui ferait directement grimper leur indice à 90.

Les vins rouges

Ils sont tous au même niveau, mais ce n'est qu'une généralité. Leur âge, leur provenance et leur richesse en tanins font varier l'indice, qui reste néanmoins toujours au-dessous de 50. C'est la raison pour laquelle ils étaient autorisés. À l'apéritif comme aux repas, ils sont bons, à condition d'être pris avec modération. J'ai pour principe de dire que si un ou deux verres protègent, trois détruisent !

Les vins rosés

Ils se classent beaucoup moins bien. Leur indice de 70 doit vous mettre en garde contre les abus estivaux.

Le cidre

Avec son indice de 85, il est bien mal placé pour accompagner les crêpes !

Le champagne

Il est pire que le vin. Voilà une information qui perturbe bon nombre d'entre vous !

Certes, sur le plan calorique, une coupe de champagne vaut moins qu'un alcool fort, mais c'est l'inverse en ce qui concerne le taux de sucre et l'indice glycémique. Vous devez désormais raisonner différemment, c'est-à-dire selon l'indice glycémique des aliments et des boissons et non en fonction de leur valeur énergétique.

Tout comme les autres vins, le champagne provient du raisin. Mais, alors que les premiers sont élaborés à partir du grain entier, le second provient uniquement de la pulpe. Le degré d'alcool et le pétillement sont obtenus par fermentation du sucre, et non par ajout d'un gaz ! Si l'on s'en tenait au simple sucre du fruit, l'indice serait de 50, mais les ajouts de sucre accélèrent l'apparition de ces petites bulles si appréciées, d'où un indice de 70 ! C'est la raison pour laquelle il faut le boire brut, sans ajout d'une quelconque crème de fruits, bien sûr !

EN RÉSUMÉ

La règle de réintroduction des alcools est toujours la même. Ils s'additionnent aux autres sucres à risque et mettent en péril la stabilité du poids s'ils sont cumulés entre eux.

(1) + (2) + (3) = prise de poids ! ■

Résumé général

Classement des aliments à risque par leur richesse naturelle ou industrielle en amidon

Céréales

- Le maïs
- Les céréales du petit-déjeuner
- Les barres de céréales du commerce
- Les céréales grillées du type « Wasa® » ou « Cracotte ® »

Farines, fécule

- Les farines blanches de blé et de riz
- La Maïzena®

Produits issus de farine

- Les pains blancs
- Les pains complets industriels
- Les viennoiseries
- Le pain d'épice
- Les biscottes, les pains suédois et les crackers
- Les biscuits salés et sucrés
- Les tartes salées et sucrées
- Les gâteaux et les pâtisseries
- La pizza

Féculents

- La pomme de terre
- Le riz blanc
- Les pâtes alimentaires blanches
- La semoule blanche
- Les fèves et les châtaignes

(1) + (2) sur la journée = prise de poids !
(1) par jour pendant 3 jours de suite = prise de poids !
(1) + viande au repas = risque de prise de poids !
(1) + fromage au repas = risque de prise de poids !
(1) + viande + fromage au repas = prise de poids !

Classement des aliments à risque par leur richesse en glucides

Sucres et produits sucrés

- Le sucre en poudre et en morceaux, les sucreries et les confiseries
- Les confitures
- Les chocolats à moins de 70 % de cacao
- Les pâtes à tartiner chocolatées
- Le miel
- Les glaces et les sorbets non allégés en sucre
- Les sodas

Fruits et jus de fruit

- La pastèque et le melon
- La banane et l'ananas
- Le kiwi et les fruits exotiques
- Les fruits au sirop

- Les jus de fruit industriels et le jus d'orange frais
- Les fruits secs (dattes, figues, pruneaux, raisins)
- Les autres fruits secs sauf la cacahuète et la noix

Les légumes

- Les carottes et les navets
- Les petits pois en conserve
- La betterave et le potiron

Les alcools

- Les alcools pétillants (bière, cidre et champagne)
- Les vins cuits, dont le porto
- Les vins blancs moelleux et les vins rosés
- Les crèmes de fruits

(1) + (2) + (3) sur la journée = risque de prise de poids !

Quelques règles de vie

N'oubliez pas que je suis toujours ce même parcours ! Pour cela, je me suis établi une hygiène de vie qui consiste à ne pas cumuler ni répéter la prise de ces sucres à risque.

L'envie et l'invitation

Quand on connaît la liste par cœur, je dirais que la maîtrise est facile. Deux circonstances peuvent tout de même se présenter : l'envie et l'invitation.

■ **L'envie s'assouvit ou se contrôle.** Dans le premier cas, succomber à la tentation se fait en connaissance de cause et ne doit en aucun cas vous faire adopter la politique de l'autruche. La prise de poids va très vite. La correction immédiate est de règle, par simple suppression de la classe d'aliments introduits, tout en maintenant la trame définie.

■ **Lorsque je suis invité, je ne regarde rien, je ne compte rien.** Je suis gourmand et gourmet de nature, et combien de fois ne m'a-t-on pas répété : « Franchement, tu devrais avoir honte de donner des conseils nutritionnels ! » Ce que nombre de gens ne savent pas, c'est que dès le lendemain, si la balance est dans le plus, je corrige mon poids par élimination des sucres d'indice intermédiaire et élevé tout en augmentant mes rations de protéines avec un apport de 1,5 litre d'eau. Pour moi maintenant, une seule journée d'attention me permet de retrouver mon poids originel. En ce qui vous concerne, ce ne sera pas le cas durant les six premiers mois, voire la première année. Les variations sont assez décourageantes, mais elles sont inévitables tant que la mémorisation n'est pas établie.

Ne pas manger moins

Après avoir perdu 30 kilos, une patiente me signalait une grande difficulté de maintien du poids. Le moindre écart, comme une tartine de pain avec le fromage, lui faisait prendre plus de 500 grammes. Ce phénomène est normal, mais il a été accentué par le fait que cette patiente avait voulu perdre trop vite, avec l'idée que « je maigris plus en mangeant moins ». L'adaptation de l'organisme aux réductions caloriques provoquait donc une envolée du poids au moindre excès.

Madame T. : *Lors de la première consultation, le docteur avait bien insisté sur le fait de ne pas réduire les quantités. Il disait qu'elles devaient rester les mêmes, ni plus ni moins, qu'avant de venir le voir.*

Cela m'avait surprise, ayant toujours entendu dire que pour maigrir il fallait faire attention aux calories, et par conséquent manger moins.

J'avoue ne pas l'avoir cru et avoir fait à ma façon. J'ai perdu 30 kilos sur six mois et demi. C'était dur, car j'avais souvent faim, mais les rendez-vous successifs me permettaient d'avancer. J'avais peur de la « pesée », comme disait mon mari, et jamais je n'osais dire que je ne mangeais pas assez. Le docteur me posait à chaque fois les mêmes questions : « Êtes-vous sûre de manger selon votre appétit ? N'avez-vous pas faim ? »

« Non, non », je lui disais ! En fait, ce n'était pas vrai, mais je voulais vite en avoir fini et pouvoir enfin remettre des vêtements achetés des années auparavant.

J'ai regretté lors de la stabilisation. Dès que je réintroduisais un interdit, je prenais presque 1 kilo. Pour une seule introduction, je devais me remettre toute la semaine au régime. Heureusement que le docteur était là, qu'il répondait à mes angoisses ! Oui, le fait de ne pas l'avoir écouté m'obligeait à ne m'en prendre qu'à moi-même et cela m'angoissait. Je lui ai tout dit, et sa patience et son soutien m'ont permis de réintroduire tout doucement les interdits. Il a bien fallu plus d'une année pour que le moindre petit écart ne provoque plus de grandes variations de poids.

Nous sommes maintenant trois ans plus tard, j'ai repris 4 kilos mais c'est devenu stable. Je suis désormais à la lettre tout ce que dit le docteur.

Ainsi, rien n'est encore gagné et ne criez pas trop vite victoire ! Celles et ceux qui auraient pu croire une seule seconde qu'un simple régime suffirait à tout rétablir se trompent lourdement ! Parce que vous avez tendance à grossir, vous êtes voué – comme moi d'ailleurs – à devoir lutter et suivre cette règle de vie jusqu'à la fin de vos jours !

Sachez composer vos repas

Une autre règle de vie est de ne pas mélanger, au cours d'un même repas et non d'une même journée, l'un des sucres raffinés ou riche en amidon avec une viande et/ou une grande quantité de fromage.

Je comprends que cela soit nouveau et impose une certaine gymnastique d'esprit. Comme précédemment, à partir du moment où la liste des sucres est connue, il est facile de respecter cette nouvelle habitude alimentaire. Là encore, la tentation et l'invitation sont les seuls événements qui devraient vous inciter à ne pas la respecter, mais peu importe du moment que vous corrigez le plus rapidement possible !

MON CONSEIL

- **Je recommande toujours, dans un premier temps, d'établir des menus tout en réfléchissant bien sur ces associations et de faire les courses en conséquence. Les automatismes s'installent alors rapidement et permettent une alimentation équilibrée, tant pour vous que pour votre famille.**

Madame H. : *Voici trois ans que j'ai perdu 10 kilos, à mon avis facilement, grâce à ce régime plaisant, sans interdit drastique, constituant pour moi une hygiène de vie et quelques règles de bon sens faciles à suivre.*

Je n'ai pas repris de poids. Bien sûr, je varie parfois, en fonction de la vie que je mène, du stress ou d'autres problèmes, de 1 ou 2 kilos ! Mais le docteur, et c'est cela le plus important, m'a appris à gérer mes écarts et à reconnaître les mauvaises associations. ■

Restez maintenant tel(le) que vous êtes !

Après six mois de stabilité pondérale, il est temps de ne plus parler ni de régime ni de stabilisation, mais de nouvelles habitudes alimentaires.

C'est au fil des mois et des années, dès les automatismes installés, que vous pourrez enfin vous considérer comme tiré d'affaire. Les principes de surveillance et de correction de poids étant acquis, vous mangez de tout, intelligemment, en sachant vous faire plaisir et vous satisfaire.

Démarrons la journée !

La remise en route du système musculaire, cardiaque et cérébral demande énormément d'énergie. Celles et ceux qui sautent le petit-déjeuner ont tout faux ! Privilégiez toujours cette occasion de passer à table !

C'est de sucres que doit essentiellement se composer ce premier repas de la journée, de sucres lents afin d'apporter un bon carburant et d'éviter la fameuse fringale et le coup de pompe de 11 heures. Pris en quantité suffisante, ils permettront d'atteindre le déjeuner sans encombre. Votre choix doit se porter sur les sucres ayant un indice glycémique bas.

Le pain

- La préférence va vers les pains gris, de boulanger ou faits maison, ceux qui contiennent encore quelques fibres, des vitamines et des minéraux, ceux dont la mie est toujours foncée.

- Je garde le pain blanc (1) et les viennoiseries (1) pour les vacances et les week-ends, quand je sais que je peux prendre une collation supplémentaire si le manque se fait sentir. En règle générale, je ne les cumule jamais deux jours de suite, essayant d'alterner avec des œufs, du jambon, du fromage, un laitage et un jus de fruit.
- Les accros de la baguette (1) devront se contenter du « 1 jour sur 2 », une prise quotidienne suffisant pour faire osciller la balance... dans le sens qui vous déplaira le plus, j'en suis sûr !
- Si le pain ballonne, les céréales de blé grillées (1) peuvent le remplacer.
- Les pains suédois (1) ne sont pas bien positionnés dans la liste.
- Les biscottes (1) sont, pour la plupart, des tartines de pain blanc grillées et déshydratées. La déperdition d'eau et de sucre ne diminue que légèrement l'indice. Les Wasa sont les mieux positionnées.

Le fruit

Pas trop de sucres rapides ! Juste ce qu'il faut pour le petit coup de fouet ! Le fruit ou le jus de fruits apportent l'énergie, les vitamines et les fibres qui ralentissent l'absorption des sucres et facilitent le transit intestinal. Le kiwi (1) est le fruit de choix par excellence.

Les confitures

Les confitures (1) sont préférées allégées ou sucrées au fructose (100 % fruits) ; les pâtes à tartiner (1) sont à éviter ou à comptabiliser, ainsi que le miel (1).

Les céréales

Je range toutes les céréales (1) dans la classe des sucres rapides et, qui plus est, à risque. Je déconseille aussi bien d'en prendre tous les jours que d'en prendre en grande quantité. Je les interdis formellement en dehors du petit-déjeuner.

Les protéines

Les protéines doivent être présentes à chacun des trois principaux repas. Leur digestion et leur intégration sont lentes et longues, permettant un rassasiement prolongé et suffisant pour la matinée. Beurrez le pain, ajoutez un morceau de fromage et un laitage, allégés ou non, tout en tenant compte de l'association risquée des sucres raffinés avec certaines graisses.

Les boissons

Enfin, prenez une boisson chaude et/ou froide, sucrée (au fructose ou à l'aspartam) ou non, pour vous hydrater.

À SAVOIR

La théine et la caféine sont des stimulants d'insuline. Ce ne sont pas des sucres, et pourtant ils génèrent cette sécrétion. Prudence aux grands buveurs de thé ou de café fort ! D'excellents décaféinés (à tromper un connaisseur) sont disponibles sur le marché ! L'avantage du goût sans les inconvénients. Au cas où vous rechercheriez le côté excitant de la caféine, rien n'empêche de la remplacer par des compléments vitaminés.

Dans la matinée

Si la faim se fait sentir, commencez par boire rapidement un grand verre d'eau. Si la sensation persiste, un fruit, un peu de chocolat ou un laitage vous aideront à tenir jusqu'au déjeuner. Évitez surtout les sucres d'indice élevé, qui ne sont que des stimulants de l'appétit ! Le sucre appelle le sucre !

MON CONSEIL

La pomme contient de la pectine, qui est un coupe-faim naturel. Sa richesse en flavonoïdes lui confère la propriété de diminuer le taux de mauvais cholestérol. D'indice faible, elle est l'aliment de choix pour combler un petit creux !

Le repas de midi

La pause doit être suffisante pour permettre un bon déjeuner copieux et équilibré dans l'intention d'éviter les grignotages de fin d'après-midi ou de début de soirée.

Le déjeuner se prend trop souvent sur le pouce et, comme le sucre a cette connotation énergétique, le menu se compose systématiquement de féculents.

Commencez par prendre l'habitude de marier les protéines et les légumes ! Cette association tient au corps et évite les fringales ! Les légumes sont riches en fibres, en vitamines et en oligoéléments, autant dire qu'ils sont indispensables au bon équilibre et à la santé !

MON CONSEIL

Prenez une tomate ! Elle est riche en vitamines A, E, B et C, en sels minéraux, (potassium, zinc, cuivre, manganèse, fluor, nickel et iode), en acides aminés utiles pour régénérer les tissus et développer les défenses immunitaires, en antioxydants, qui ralentissent le vieillissement des cellules, et en éléments diminuant le risque d'infarctus et prévenant certains cancers, notamment celui de la prostate. Chaque légume comme chaque fruit a ses propres composants qui contribuent au bien-être de l'être humain.

Les légumes

Les fibres des légumes se gonflent d'eau dans l'estomac, donnant un effet rapide de satiété, diminuent l'indice glycémique du repas et ralentissent l'assimilation des sucres, évitant d'avoir faim à 16 ou 17 heures.

À SAVOIR

Le choix du mode de cuisson peut contribuer à la conservation des intérêts nutritionnels des aliments. La déperdition est majeure dès qu'ils sont trempés dans l'eau, à moins de récupérer cette dernière et de la consommer sous forme de bouillon. L'idéal pour les légumes reste la cuisson à la vapeur, en papillote ou dans leur propre jus, et à la poêle. Pour les amateurs de sauce, la crème de soja en tromperait plus d'un, croyez-moi !

Nous mangeons trop peu de légumes. Il faut dire qu'ils sont horriblement chers et certainement plus à la portée de toutes les bourses. Si nous en mangeons si peu, ce n'est pas par goût, plutôt par manque de temps et surtout par manque total d'imagination ! Un légume s'agrémente et s'aromatise de mille façons, ce qui permet de ne pas avoir l'impression de manger le même plat.

Les protéines

L'absence de limites concernant les quantités de légumes et de protéines m'amène à vous signaler que la plupart des protéines animales sont également composées de graisses.

Les viandes

- Du côté des animaux de boucherie, les viandes les plus maigres sont celles de veau, de cheval et de bœuf. L'escalope et le

rôti de veau sont moins gras que la côte. Tous les morceaux de cheval sont maigres. L'entrecôte et la côte de bœuf sont grasses.
- En revanche, les viandes de porc, de mouton et d'agneau sont extrêmement grasses, et ces graisses saturées génèrent du mauvais cholestérol.
- Hormis le canard et l'oie, les volailles (sans leur peau) sont considérées comme des viandes maigres. Leurs graisses sont neutres sur le cholestérol.
- Le lapin aussi offre une chair maigre, tout comme les volailles.

À SAVOIR

À l'inverse des sucres et des graisses, l'être humain est incapable de fabriquer des protéines. Or elles sont vitales, et donc indispensables à chaque repas. Elles contribuent au maintien musculaire, à la tonicité de la peau, à la cicatrisation des plaies, à la pousse des ongles et des cheveux, et même à la mémorisation. Pour les inconditionnels des calories, leur valeur est faible. De plus, pour les digérer et les assimiler, l'organisme doit fournir une énergie représentant une dépense calorique de l'ordre de 30 % de leur apport : 100 calories de protéines nécessitent pour leur digestion une dépense énergétique de 30 calories, ce qui entraîne une assimilation de 70 calories seulement. En comparaison, les graisses et les sucres ont besoin respectivement, pour être assimilés, de 12 % de 7 % de leur valeur calorique de départ.

Les poissons

Les poissons, qu'ils soient maigres ou gras et sous n'importe quelle forme, n'apportent que du bon cholestérol. Dans le même ordre d'idée, profitez aussi des fruits de mer et des crustacés (attention toutefois aux huîtres !).

Les œufs

Les œufs sont riches en cholestérol, et pas du bon ! C'est le jaune qui le contient, alors que le blanc n'est que protéines pures. Si votre taux de cholestérol sanguin n'est pas correct, ne prenez pas plus de quatre œufs par semaine. Vous pouvez d'autre part, quand vous préparez une omelette ou des œufs brouillés, utiliser un jaune pour deux blancs...

Les produits laitiers

Les protéines sont aussi présentes au sein des produits laitiers. Mis à part ceux à 0 % de matières grasses, les laitages apportent tous du mauvais cholestérol.

Féculents, pains et farines

Aux féculents, aux farines et aux pains qui peuvent accompagner ce repas, il faut toujours prêter une certaine attention. Tout est question de cumul, soit avec les viandes, soit avec le plateau de fromages de fin de repas.

Couscous

- Un couscous classique se compose de semoule blanche (1), de carotte cuite (2) et de navet (3). Or, (1) + (2) + (3), c'est déjà un risque de prise de poids ; si on ajoute du mouton, c'est la prise de poids assurée.
- Il est possible de limiter les risques en supprimant la carotte ou le navet, et en remplaçant le mouton par de la volaille.

Choucroute

Ce sympathique plat régional se compose de chou, de pomme de terre (1), de porc (2) et de bière (3). Ici, (1) + (2) + (3), la prise de poids est assurée ! En enlevant la pomme de terre, en mangeant un peu plus de chou et en remplaçant la bière par un bon vin blanc frais d'Alsace, il n'y a plus de problème !

Spaghettis à la bolognaise et gruyère râpé

- Spaghettis + bœuf + fromage... là aussi la prise de poids est assurée !
- Pourtant, en choisissant des tagliatelles fraîches ou des spaghettis de blé complet et en limitant le fromage, le mal n'est pas si grand ! Et en préférant le saumon ou le thon au bœuf, le poids ne bouge pas !

MON CONSEIL

Prenez l'habitude de marier une viande de veau, de cheval, de bœuf, de porc, de mouton ou d'agneau avec des légumes ou des légumineuses (haricots secs, pois secs, lentilles) ou un féculent complet (riz, pâtes, semoule). Il en va de même pour les charcuteries et les abats issus de ces mêmes viandes !

Le fromage

Prendre un fromage à la fin de repas de midi demande réflexion ! Y avait-il un sucre à risque dans ce repas ? Si oui, attendez-vous à quelques centaines de grammes supplémentaires sur la balance le lendemain matin ! Si non, tout est possible ! Allégé ou pas, selon votre convenance et votre taux de cholestérol !

L'association de pain blanc et de fromage est à bannir totalement. Votre choix doit se tourner alors vers du pain gris, une Wasa ou une simple salade verte.

Maintenant que le fromage est pris, il ne vous reste plus grand choix pour la suite. Les desserts d'indice élevé sont déconseillés, et seuls un fruit, un laitage ou un petit café et son carré de chocolat seront possibles.

Fromage et dessert font mauvais ménage ! Il faudrait toujours dire « fromage ou dessert » !

Le dessert

Le grand risque commence toujours au dessert. Les bouches sucrées en savent quelque chose ! Les tentations sont si importantes à ce moment-là ! Avec les desserts du commerce ou de la restauration, la prise de poids est inévitable. S'ils sont faits maison, cela peut être différent... Il faut recenser les ingrédients utilisés, bien analyser le menu !

MON CONSEIL

Personnellement, j'évite systématiquement les desserts sucrés en semaine. Ils conduisent inévitablement à la fringale de 17 heures. Parfois le week-end, si nous recevons ou tout simplement par goût, je m'accorde ce plaisir, mais de façon décalée, dissociée du repas. Lorsque les graisses sont digérées, les dégâts sont moindres. Sur le plan digestif, c'est mieux, cela évite ballonnements et flatulences. Prendre du sucré à distance d'un repas est le meilleur moyen de conserver un ventre plat ! Ainsi, peu de douceurs s'offrent à vous, surtout si vous ne voulez pas vous casser la tête entre les sucres à risque et les mauvaises graisses, ou passer le restant de l'après-midi à râler après ces ennuyeux et déplaisants gargouillis !

Les eaux

Même en dehors d'un contexte de régime et de stabilisation, la règle pour tout être vivant est de boire beaucoup. Les besoins s'échelonnent entre 1,5 et 3 litres de liquide par jour, selon les individus.

À SAVOIR

Le corps humain se compose en grande partie d'eau. Ce sont le cerveau et les muscles qui en contiennent le plus, vient ensuite la peau. Pour une bonne hydratation, 3 litres d'eau par jour sont nécessaires : la moitié est délivrée par l'alimentation (fruits, légumes, viande), charge à vous d'apporter l'autre moitié !

Les eaux minérales contiennent, comme leur nom l'indique, des minéraux. Ceux-ci diffèrent selon la provenance des eaux, qu'il est possible de classer de la manière suivante :

- une eau forte en goût, comme l'Hépar ou la Contrex, est riche en minéraux ;
- une eau moyenne en goût, comme la Vittel ou l'Évian, est peu riche en minéraux ;
- une eau faible en goût, comme la Volvic, est pauvre en minéraux.

L'eau de la marque Hépar est très riche en magnésium et moyennement en calcium. Le magnésium a un effet tonique, anti-stress et régulateur du transit intestinal ; plus particulièrement, il aide à lutter contre la constipation.

L'eau de Contrex, à l'inverse, est très riche en calcium et moyennement en magnésium. Le calcium fortifie les os et renforce le capital osseux. Cette eau est intéressante pour les gens qui consomment peu de produits laitiers. Toutefois, l'abus peut se révéler néfaste pour les articulations et les reins.

Les eaux de Vittel et de Saint-Amand sont équilibrées en minéraux. Elles peuvent être bues sans modération, et semblent parfaites pour les sportifs. La Vittel comme l'Évian sont pauvres en sodium, et donc des boissons de choix pour les personnes souffrant d'hypertension.

L'eau de Volvic est faiblement minéralisée. Elle est intéressante pour favoriser les fonctions d'épuration rénale et l'élimination, sans surcharger l'organisme de sels minéraux. Idéale pour les gens souffrant de rétention, de calculs rénaux ou de goutte ! La Volvic et l'Évian sont recommandées pour les biberons.

La tendance actuelle est d'aromatiser ces eaux. Cela n'est acceptable que si la quantité de glucides est nulle (zéro gramme pour 100 millilitres).

Les alcools

Les alcools ont fait l'objet d'une réintroduction, et ils doivent maintenant être largement maîtrisés.

L'apéritif

Lors de l'apéritif, ce n'est pas la boisson alcoolisée qui pose problème mais son accompagnement. Ce moment privilégié, alliant détente et convivialité, s'éternise de plus en plus. Au-delà de deux heures, la faim tiraille d'autant plus l'estomac que l'alcool ouvre l'appétit. Difficile de résister aux amuse-gueules (1) quand se fait sentir ce creux à l'estomac ! Personnellement, j'ai pour habitude de toujours manger quelque chose avant de me rendre à une invitation.

Chez soi, un plateau présentant un assortiment de légumes et quelques olives est toujours le bienvenu. Chez les autres, qu'il s'agisse de charcuteries, de fromage, de biscuits apéritif ou de toasts (1), cela démarre très mal. Mais bon, vous n'êtes plus au régime ! La correction s'effectuera le lendemain, à moins qu'une autre invitation ne se présente. Cumuls et excès sont source de prise de poids. À vous de gérer votre temps !

Avec modération !

Les vins se dégustent et se prennent avec modération. Boire du rosé (1) doit rester du domaine de l'exceptionnel. Très apprécié dès qu'il fait chaud, souvent synonyme de vacances, ce vin pourrait rapidement vous faire regretter vos congés !

Les rouges et les blancs secs sont acceptés sans problème, dans la limite d'un verre ou deux par repas.

Le goûter

Il ne trouve son intérêt que dans trois circonstances particulières : compléter un déjeuner insuffisant, précéder une activité physique, sportive, ou éviter le grignotage du début de soirée.

Sa composition doit être étudiée de façon ne pas ouvrir l'appétit. Les protéines calent pour quelques heures et se prennent en priorité. Les sucres rapides d'indice élevé doivent être limités au maximum. Les sucres lents d'indice plus faible s'intègrent bien. Tous ces conseils sont aussi valables pour l'adulte que pour l'enfant.

La sédentarité doit laisser place à la dépense. Conserver un poids demande non seulement une bonne hygiène alimentaire mais aussi l'entretien de la forme physique et mentale : effectuer 2 heures d'exercice physique deux fois par semaine semble une bonne moyenne. La marche pour les plus âgés, le jogging, la gymnastique, la natation, l'aquagym ou le vélo pour les autres. Le sport contribue au bien-être et à l'équilibre de chacun d'entre nous.

Le grignotage de début de soirée peut se faire de façon intelligente et non impulsive. Commencez par boire rapidement un grand verre d'eau ou de soda *light* ! Ensuite, occupez-vous l'esprit et le palais en décortiquant quelques crevettes ou en dénoyautant des olives avant de les avaler. Et surtout, n'oubliez pas que la préparation du dîner n'est pas une réelle dépense physique !

Le repas du soir

Les dépenses s'amenuisent de plus en plus. Désormais, l'attention se porte plus particulièrement sur les calories. La chasse aux graisses est ouverte !

Les interdits de la stabilisation sont ici maintenus : pas de viande rouge, de porc, de friture et de fromage.

Un laitage allégé, un fruit et quelques carrés de chocolat suffisent pour clôturer agréablement la journée.

Un bon équilibre alimentaire nécessite trois ou quatre fruits au maximum par jour (un verre de jus de fruit de 25 cl valant un fruit), ainsi que trois ou quatre laitages au maximum par jour. Les quantités de chocolat ont déjà été définies.

EN RÉSUMÉ

Pour conclure ce chapitre, je dirais que vous n'avez plus aucun interdit. Seules des limites vous ont été données. Une bonne balance et la gestion du temps et des aliments sont votre unique chance de maintenir ce poids tant désiré. Toutes les données sont en votre possession, c'est à vous de jouer maintenant ! ■

Conclusion

La souffrance, tant physique que psychique, émanant de chaque consultant m'a poussé à la rédaction de ce livre. Qu'il s'agisse d'une simple cellulite localisée, de quelques kilos à perdre ou d'une véritable obésité, le mal-être qui en résulte mérite une attention particulière !

Mon vécu m'a fait prendre conscience que la surcharge pondérale est une maladie à part entière. Ce fléau fait et fera encore des ravages !

Nous suivons ni plus ni moins le modèle américain, et nous sommes dans l'erreur totale ! En 2001, le programme national Nutrition Santé (PNNS), établi par l'Agence française de sécurité sanitaire des aliments (AFSSA) et le ministère de la Santé, visait une réduction de 20 % sur quatre ans de la prévalence de l'obésité et du surpoids chez l'adulte. Les quatre ans sont passés, et les chiffres n'ont pas baissé ; au contraire, ils ont augmenté autour de 20 % ! Où donc est le problème ?

L'indice glycémique est indispensable !

Depuis largement plus de trente ans, médecins, nutritionnistes et diététiciens préconisent des régimes pauvres en graisses et sans limites concernant les sucres. La distinction entre sucres lents et sucres rapides est connue, et chacun sait qu'il vaut mieux favoriser les sucres lents. Le PNNS français met en avant ce principe en favorisant les glucides lents et en privilégiant les aliments complets. Vu les résultats sur quatre ans, il semblerait que ce soit insuffisant ! En effet, jamais ne fut mentionnée la notion d'indice glycémique, et la majorité des sucres lents préconisés avaient un indice élevé !

Pour vous, l'indice glycémique est un nouvel élément vous permettant de choisir ! Les aliments à indice bas sont meilleurs que les aliments ayant un indice élevé. Les sucres devraient plutôt être étiquetés « bons » ou « mauvais » ; ceux dont l'indice est faible seraient ainsi privilégiés. Malheureusement, l'industrie agroalimentaire n'a pas encore pris la décision de cet étiquetage, et *a priori* ne veut pas en entendre parler.

Pour des raisons scientifiques, politiques et industrielles, nous ne sommes pas encore prêts de voir le bout du tunnel ! Sous prétexte que certains facteurs font varier l'indice, que la charge glycémique est plus fiable et, surtout, que vous ne comprendriez rien – car le bon Français moyen est stupide, comme chacun sait ! – l'épidémie n'est pas prête de s'arrêter !

La charge glycémique

La charge glycémique est beaucoup plus fine que le simple indice. Elle tient compte du taux de sucre délivré dans le sang en fonction de la quantité d'aliment ingéré. Elle est facile à calculer, et d'ailleurs l'industrie pourrait très bien le faire à notre place. Les valeurs caloriques et glucidiques sont déjà mesurées et portées sur l'emballage des produits vendus !

Pour calculer la charge glycémique, il suffit de multiplier l'indice d'un aliment par la quantité de glucides contenue dans la portion ingérée, puis de diviser le nombre obtenu par 100.

Par exemple, une portion de pâtes alimentaires de blé complet contenant 64 grammes de glucides et dont l'indice glycémique est de 35 aura une charge glycémique de 22,4.

$$\frac{(35 \times 64)}{100} = 22{,}4$$

À SAVOIR

La charge glycémique d'un aliment est bonne si elle n'est pas supérieure à 19. Idéalement, nous devrions viser une charge journalière de 80 et ne pas dépasser 120.

En notant l'indice et la charge glycémique d'un aliment sur son emballage, en sensibilisant les Français au fait qu'il est préférable de sélectionner les produits ayant des valeurs basses, nous arriverions certainement, comme nos homologues australiens, à arrêter l'évolution d'un tel fléau !

Il faut revoir les notions de sucre lent ou rapide

En octobre 2004, l'AFSSA reconnaissait que l'épidémie actuelle d'obésité et de diabète était due à une surconsommation de sucres, et elle préconisait une diminution de 25 % sur cinq ans de la consommation des sucres simples (rapides), tout en continuant de promouvoir la consommation des sucres complexes (lents)... sucres qui, pour la majorité d'entre eux, ont un indice glycémique élevé.

La plupart des céréales du petit-déjeuner, les pains blancs, les farines raffinées et la pomme de terre augmentent le taux de sucre dans le sang plus vite que le sucre en poudre ou en morceaux. Ces glucides lents sont pourtant présentés comme de « bons sucres », alors qu'ils ont des conséquences aussi catastrophiques que les « mauvais sucres ».

Outre le fait qu'elle favorise l'apparition de diabète, une alimentation riche en sucres d'indice élevé a pour conséquence directe un taux élevé de personnes en surpoids ou obèses. Il fut calculé que le tiers de nos calories journalières était fourni par des aliments d'indice élevé. Actuellement, les recherches se succèdent et confirment que les glucides à indice bas facilitent l'amaigrissement et réduisent la sensation de faim.

À SAVOIR

Une étude récente, qui portait sur des enfants consommant des flocons d'avoine instantanés (indice élevé) au petit-déjeuner, montre qu'ils ingèrent pendant le déjeuner 53 % de calories en plus que les enfants qui prennent des flocons d'avoine ayant un indice plus bas. Le même auteur publiait en 2003 qu'une simple limite des sucres raffinés faisait perdre plus de poids qu'un régime classique pauvre en graisses et en calories.

Le sucre commence donc à être reconnu comme étant la principale cause de surpoids, mais l'enjeu économique est tel… Est-on réellement prêt à faire quelque chose pour y remédier ?

À vous d'essayer

Depuis toutes ces années, je conserve le poids de mes 20 ans. Ma méthode permet également à toutes celles et tous ceux qui acceptent de modifier leurs habitudes alimentaires de maintenir leur objectif.

Je suis ravi que vous ayez acheté et lu ce livre ; cela souligne votre enthousiasme, votre motivation, et montre que vous avez fait le premier pas vers une grande réussite. Tant de bêtises sont écrites sur le sujet ! Cette méthode est le témoignage d'un travail personnel, assidu, reconnu de mes patients et de mes confrères. Sa notoriété n'est plus à démontrer. On dit que je fais des miracles, je vous en laisse juge !

Ce programme est facile à suivre. Que ce document vous serve de guide et de soutien tout au long de ce périple ! La solution vous est ici offerte pour devenir et rester tel que vous ne l'aviez peut-être jamais imaginé ! Avec une simple gymnastique d'esprit, une bonne hygiène alimentaire et un peu de temps, tout cela deviendra habitude et automatisme.

Les clés sont désormais entre vos mains ! ■

À vos fourneaux !

Souvent, on se lasse de faire la cuisine par manque d'imagination, particulièrement pour la préparation des légumes et des desserts. Voici quelques idées de recettes faciles à réaliser et possibles durant le régime. Elles n'ont qu'un but : vous prouver qu'il est possible de manger correctement, même en traversant une phase d'amaigrissement.

Les sauces

Sauce veloutée

Pour l'assaisonnement de crudités comme le concombre, les radis ou les champignons.

■ Additionner simplement à 1 yaourt à 0 % de matières grasses : du sel, du poivre, quelques fines herbes et le jus d'un citron.

Sauce cocktail

Pour l'assaisonnement de crudités (lamelles de concombre, radis, champignons ou chou-fleur) lors d'un apéritif.

■ Ajouter à du fromage blanc à 0 % de matières grasses : du sel, du poivre, de la ciboulette et une pointe de ketchup.

Mayonnaise *light*

- **300 g de fromage blanc à 0 % de matières grasses**
- **2 jaunes d'œuf**
- **1 blanc d'œuf monté en neige**
- **moutarde forte (facultatif)**

■ Incorporer au fromage blanc, les 2 jaunes d'œuf et, éventuellement, un peu de moutarde forte.
■ Battre l'ensemble comme pour une mayonnaise normale.
■ Ajouter en dernier l'œuf battu en neige.

Sauce à la moutarde forte

Pour 4 personnes

- **20 cl de crème allégée à 4 % de matières grasses**
- **1 cuillerée à soupe de moutarde forte**
- **2 branches d'estragon**
- **Sel et poivre**

■ Hacher l'estragon. Battre la crème et ajouter délicatement la moutarde.

■ Saler, poivrer et ajouter l'estragon.

Sauce citronnée

En accompagnement de crudités ou d'un poisson froid.

Pour 4 personnes

- **20 cl de yaourt brassé à 0 % de matières grasses**
- **1 cuillerée à soupe de jus de citron**
- **1 cuillerée à café de moutarde forte**
- **1 cuillerée à café de persil déshydraté ou une branche de persil frais**
- **Une dizaine de câpres**
- **Sel et poivre**

■ Hacher le persil frais.

■ Battre le yaourt et ajouter délicatement la moutarde et le jus de citron.

■ Ajouter le reste et laisser au réfrigérateur pendant 1 heure avant de servir.

Sauce à la crème allégée

Parfaite pour les légumes cuits, la viande, la volaille et le poisson.

Pour 4 personnes

- **4 cuillerées à soupe de crème allégée (à 4 %, à 5 %, à 8 % ou à 15 % de matières grasses) ou d'une crème « cuisine » de soja**
- **4 cuillerées à soupe de lait écrémé en poudre**
- **1/2 verre d'eau**
- **Sel et poivre**

■ Mélanger le tout et consommer chaud.

Sauce tomate au basilic

Pour 4 personnes

- **500 g de tomates pelées**
- **1 cuillerée à soupe de concentré de tomates**
- **1 oignon haché**
- **3 cuillerées à café d'huile d'olive**
- **1 gousse d'ail hachée**
- **4 feuilles de basilic**
- **Sel et poivre**

■ Faire blondir l'oignon haché dans l'huile d'olive bien chaude.
■ Ajouter les tomates pelées, la cuillerée de concentré de tomates et l'ail haché. Laisser réduire à feu doux pendant 20 minutes.
■ Ajouter les feuilles de basilic émincées au dernier moment.

Mayonnaise *light* à l'avocat

Idéale pour l'accompagnement des fruits de mer.

Pour 4 personnes

- **150 g de fromage blanc à 0 % de matières grasses**
- **1 yaourt nature brassé à 0 % de matières grasses**
- **La moitié d'un avocat**
- **1 jaune d'œuf cru**
- **1 cuillerée à soupe de moutarde forte**
- **Sel et poivre**

■ Fouetter bien le fromage blanc et la moutarde afin d'obtenir un mélange onctueux.

■ Mélanger la chair de l'avocat mixée au jaune d'œuf, au yaourt, au sel et au poivre. L'ajouter au fromage battu.

Coulis de tomates fraîches au basilic

Idéal pour les pâtes, le riz et l'accompagnement de légumes.

Pour 4 personnes

- **500 g de tomates**
- **1 cuillerée à café de basilic déshydraté ou quelques feuilles fraîches**
- **20 g de beurre allégé**
- **Sel et poivre**

■ Ébouillanter rapidement les tomates afin de pouvoir les peler. Laisser cuire les tomates pelées et coupées en morceaux, en mélangeant bien afin d'obtenir une sauce homogène, pendant 15 minutes environ.

■ Y ajouter ensuite le beurre, en continuant de bien mélanger. Saler et poivrer.

■ Ajouter le basilic au moment de servir.

Sauce à l'estragon

Pour 6 personnes

- **2 échalotes grises**
- **3 cuillerées à soupe de vinaigre**
- **20 cl de vin blanc**
- **2 jaunes d'œuf**
- **3 cuillerées à soupe de crème allégée**
- **Estragon frais**
- **Sel et poivre**

■ Faire réduire les échalotes hachées dans le vinaigre et le vin blanc.

■ Porter sur feu très doux et ajouter les jaunes d'œuf, la crème allégée, le sel, le poivre et l'estragon frais.

■ Bien remuer afin que la sauce soit onctueuse.

Sauce à l'échalote

Elle accompagne bien les viandes rouges.

Pour 6 personnes

- **6 échalotes**
- **1 verre de bouillon de volaille**
- **3 cuillerées à soupe de vinaigre**
- **1 verre de vin blanc**
- **2 jaunes d'œuf**
- **1 cuillerée à soupe de moutarde forte**
- **Sel et poivre**

■ Mettre les échalotes hachées dans une petite casserole, puis ajouter le bouillon, le vinaigre et le vin blanc. Laisser réduire sur feu très doux.

■ Ajouter progressivement les jaunes d'œuf, la moutarde, du sel et du poivre.

Sauce au poivre vert

Pour 6 personnes

- **2 échalotes**
- **20 cl de vin blanc**
- **20 cl de bouillon de volaille**
- **1 courgette**
- **1 cuillerée à soupe d'huile d'olive**
- **30 cl de crème allégée à 4 % de matières grasses**
- **Poivre vert**

■ Faire réduire les échalotes hachées dans le vin blanc, puis ajouter le bouillon de volaille.

■ Pendant ce temps, couper la courgette en fines lamelles, et la faire sauter dans une poêle avec la cuillerée d'huile d'olive.

■ Quand la réduction est prête, ajouter les lamelles de courgette sautées et le poivre vert. Prolonger la cuisson de quelques minutes.

■ Juste avant de servir, verser délicatement la crème sur la préparation et mélanger.

Anchoïade

Accompagne bien la viande froide et le poisson.

Pour 4 personnes

- **4 filets d'anchois**
- **1 gousse d'ail**
- **1 yaourt nature brassé à 0 % de matières grasses**
- **1/2 citron**
- **1 cuillerée à café de moutarde**
- **Sel et poivre**

■ Piler les anchois avec l'ail.

■ Verser dessus le yaourt, le jus du demi-citron, la moutarde, du sel et du poivre.

■ Bien mélanger.

Sauce au paprika

Peut s'utiliser en accompagnement de crudités, de viande froide ou de poisson froid.

Pour 4 personnes

- **1 brique de crème « cuisine » de soja**
- **1 jaune d'œuf**
- **5 olives vertes hachées**
- **2 cornichons hachés**
- **Quelques câpres**
- **Persil haché**
- **1 cuillerée à café de moutarde forte**
- **Paprika**
- **Sel et poivre**

■ Mélanger tous les ingrédients et conserver au réfrigérateur pendant au minimum 1 heure.

Soupes, potages et veloutés

Soupe de feuilles

Pour 6 personnes

- **3 litres d'eau**
- **500 g de poireaux**
- **1 laitue**
- **1 botte de blettes**
- **350 g d'oseille**
- **350 g d'épinards**
- **1 branche de céleri**
- **1 gousse d'ail**
- **1 cuillerée à soupe de sel de Guérande**
- **Bouquet garni**

■ Faire bouillir un peu d'eau dans une casserole.
■ Éplucher et laver soigneusement les légumes et l'ail. Mettre à part les feuilles d'oseille.
■ Dans une marmite, faire bouillir les 3 litres d'eau avec le sel de Guérande, la gousse d'ail et le bouquet garni. Ébouillanter les feuilles d'oseille avec l'eau de la casserole.
■ Dès que l'eau de la marmite commence à bouillir, jeter les feuilles d'oseille ébouillantées et les autres légumes. Couvrir à moitié et laisser bouillir pendant 40 minutes environ : la soupe doit réduire de moitié environ.
■ Mixer le tout et servir aussitôt.

Crème aux champignons de Paname

Pour 6 personnes

- **800 g de champignons de Paris**
- **3 tomates**
- **1 cuillerée à soupe d'huile d'olive**
- **1 citron**
- **1 tablette de bouillon de volaille**
- **30 cl de crème allégée à 4 ou 5 % de matières grasses**
- **Sel et poivre**
- **Persil**

■ Ébouillanter les tomates afin de pouvoir les peler. Nettoyer soigneusement les champignons, les couper en lamelles et les arroser de jus de citron.

■ Dans une casserole, faire revenir les tomates dans l'huile d'olive pendant quelques minutes. Ajouter les champignons et remuer.

■ Laisser étuver pendant 10 minutes. Mouiller avec 1 litre de bouillon de volaille reconstitué et laisser cuire 20 minutes environ.

■ Mixer, saler et poivrer. Avant de servir, ajouter la crème allégée et parsemer de persil.

Crème de poireaux

Pour 6 personnes

- **6 poireaux**
- **2 oignons**
- **1,5 litre d'eau**
- **30 cl de crème allégée à 4 ou 5 % de matières grasses**
- **Sel et poivre**

■ Laver et éplucher les oignons et les poireaux ; ne garder que les blancs. Les faire cuire à la vapeur pendant 15 à 20 minutes.

■ Passer le tout au mixeur, saler, poivrer et ajouter la crème allégée.

Velouté de tomates

Pour 6 personnes

- **2 boîtes de tomates pelées de 500 g**
- **2 oignons**
- **3 gousses d'ail**
- **Bouquet garni**
- **50 cl d'eau**
- **4 cuillerées à soupe de crème allégée à 4 ou 5 % de matières grasses**
- **Sel et poivre**

■ Mettre l'eau, les tomates, l'ail haché, le bouquet garni et les oignons émincés dans une casserole.

■ Faire cuire pendant 30 minutes.

■ Mixer, saler et poivrer. Avant de servir, ajouter la crème et parsemer de persil.

Velouté de Saint-Jacques au safran

Pour 6 personnes

- **18 coquilles Saint-Jacques**
- **50 cl de vin blanc**
- **4 échalotes**
- **2 poireaux**
- **4 cuillerées à soupe de crème allégée à 4 ou 5 % de matières grasses**
- **1 litre de bouillon de légumes**
- **1 dose de safran**

■ Laisser réduire de moitié le vin blanc additionné des échalotes, préalablement épluchées et hachées.
■ Couper les poireaux en lamelles et les faire cuire à la vapeur pendant 15 à 20 minutes. Les ajouter aux échalotes.
■ Mixer cette réduction, y ajouter la crème allégée et le safran, et transférer le tout dans le bouillon de légumes chaud.
■ Ajouter les coquilles Saint-Jacques pochées dans cette soupe, chaude mais pas bouillante, 2 minutes avant de servir.

Soupe de courgettes

Pour 4 personnes

- **500 g de courgettes**
- **1 briquette de crème allégée à 4 ou 5 % de matières grasses**
- **50 cl d'eau**
- **Sel et poivre**

■ Éplucher les courgettes et les faire cuire à la vapeur pendant 40 minutes.

■ Mélanger l'ensemble des ingrédients.

■ Mixer, saler et poivrer. Servir bien chaud

Bouillon de poule

Pour 8 personnes

- **1 poule vidée de 1,5 kg**
- **3 litres d'eau**
- **1 carotte**
- **1 poireau**
- **1/4 de céleri-rave**
- **1 oignon**
- **1 bouquet de persil**
- **1 branche de thym**
- **Sel et poivre**

■ Mettre la poule dans une marmite contenant les 3 litres d'eau froide. Porter à ébullition, puis réduire le feu.

■ Éplucher et laver les légumes. Couper dans le sens de la longueur la carotte et le poireau. Lier en botte le persil et le thym. Éplucher l'oignon.

■ Écumer le bouillon, y ajouter tous les légumes, saler et poivrer. Couvrir et laisser cuire à feu doux pendant 2 h 30 environ. À mi-cuisson, tourner la poule.

■ Filtrer le bouillon et enlever rapidement le surplus de graisse.

Soupe de tomates et haricots blancs

Pour 4 personnes

- **1 grosse boîte de tomates pelées**
- **1 petite boîte de haricots blancs à la tomate**
- **1 oignon émincé**
- **1 gousse d'ail hachée**
- **1 cuillerée à soupe d'huile d'olive**
- **30 cl d'eau**
- **1 cube de bouillon de volaille**
- **Sel et poivre**

■ Dans une poêle, faire revenir l'oignon émincé et l'ail haché dans l'huile d'olive.

■ Ajouter les tomates pelées, l'eau et le cube de bouillon de volaille. Saler et poivrer.

■ En même temps, faire réchauffer les haricots blancs à la tomate dans une casserole.

■ Mixer les tomates en soupe et ajouter les haricots.

■ Servir chaud.

Entrées et salades

Salade de foies de lapin

Pour 6 personnes

- **1 laitue**
- **1 botte de cresson**
- **3 foies de lapin**
- **2 œufs cuits durs**
- **3 cuillerées à soupe d'huile d'olive**
- **1 cuillerée à soupe de vinaigre de vin**
- **1 cuillerée à soupe de moutarde forte**
- **Sel et poivre**

■ Nettoyer la laitue et le cresson, les éponger et les mettre dans un saladier.

■ Préparer l'assaisonnement en mélangeant la moutarde, le vinaigre, du sel et du poivre, puis l'huile d'olive.

■ Faire dorer les foies de lapin sans matières grasses, puis les couper en morceaux et en parsemer la salade.

■ Arroser de l'assaisonnement et décorer d'œuf dur émietté.

Suprêmes de poulet au curry

Pour 4 personnes

- **4 blancs de poulet**
- **1 laitue**
- **2 cuillerées à café d'huile d'olive**
- **1 oignon finement haché**
- **1 cuillerée à café bien bombée de curry**
- **1 tasse d'une mayonnaise maison (1 jaune d'œuf, moutarde forte, huile)**
- **Sel et poivre**

■ Faire revenir dans l'huile d'olive les blancs de poulet avec le curry et l'oignon haché. Laisser refroidir.

■ Préparer la mayonnaise maison : mettre le jaune d'œuf dans un bol. Ajouter 1 cuillerée à soupe de moutarde forte et fouetter en versant délicatement l'huile en petit filet.

■ Couper le poulet en morceaux et ajouter la mayonnaise.

■ Mélanger cette préparation à la laitue soigneusement lavée.

Salade de cresson et de céleri

Pour 4 personnes

- **1 botte de cresson**
- **300 g de céleri-rave**
- **4 cuillerées à soupe de sauce veloutée**

▪ Préparer le cresson et l'éponger. Couper le céleri. Mettre ces légumes au réfrigérateur.

▪ Mélanger le cresson et le céleri dans un saladier, et servir avec la sauce veloutée.

Salade de poulet aux chanterelles

Pour 4 personnes

- **4 blancs de poulet cuits**
- **400 g de chanterelles**
- **1 oignon haché**
- **1 laitue iceberg**
- **1 boîte de 250 g de tomates pelées**
- **1 cuillerée à soupe de vinaigre de vin**
- **2 cuillerées à soupe d'huile d'olive**
- **1 cuillerée à soupe d'huile de noix**
- **Sel et poivre**

▪ Couper les blancs de poulet en lamelles.

▪ Laver les chanterelles et les saisir dans un peu d'huile avec l'oignon haché.

▪ Mélanger les tomates aux chanterelles. Laisser refroidir, puis ajouter le poulet.

▪ Pour la sauce, mélanger le vinaigre, du sel, du poivre et les deux types d'huiles.

▪ Découper l'iceberg en lamelles. Ajouter le poulet, les tomates et les chanterelles, arroser de la vinaigrette et mélanger.

Salade de champignons de Paris au chou

Pour 4 personnes

- **500 g de champignons de Paris**
- **500 g de chou blanc**
- **1 yaourt nature brassé à 0 % de matières grasses**
- **1 cuillerée à soupe de jus de citron**
- **1 cuillerée à café de moutarde forte**
- **Sel et poivre**

■ Couper les champignons en lamelles et le chou en lanières. Les mêler ensemble.

■ Mélanger le yaourt, le jus de citron, la moutarde, du sel et du poivre, puis verser sur le chou et les champignons.

■ Couvrir et laisser une nuit au réfrigérateur. Mélanger le tout avant de servir.

Salade de tomates aux anchois

Pour 6 personnes

- **6 grosses tomates pelées**
- **1 boîte de 50 g de filets d'anchois**
- **1 poivron rouge émincé**
- **La vinaigrette de votre choix**

■ Couper les tomates en tranches. Égoutter les anchois.
■ Disposer les tomates sur un plat, poser les lanières de poivron par-dessus et décorer de filets d'anchois en croisillons.
■ Servir avec la vinaigrette.

Salade de poulet aux crevettes et à l'avocat

Pour 4 personnes

- **4 blancs de poulet**
- **1 avocat**
- **150 g de crevettes roses**
- **1 citron**
- **4 œufs de caille cuits durs**
- **Sauce cocktail**

■ Découper les blancs de poulet en lamelles. Couper également l'avocat en lamelles après l'avoir épluché.

■ Disposer sur un plat les lamelles d'avocat en les alternant avec les lamelles de poulet. Ajouter les crevettes roses et arroser de jus de citron.

■ Ajouter la sauce cocktail et garnir des œufs de caille durs coupés en deux.

Champignons farcis au saumon

Pour 6 personnes

- **12 gros champignons de Paris**
- **400 g de saumon fumé**
- **2 jaunes d'œuf**
- **2 briquettes de crème allégée**
- **100 g de parmesan râpé**

■ Préchauffer le four à 210 °C (th. 7).

■ Équeuter les champignons, les laver et les éponger sur du papier absorbant. Les disposer dans un plat allant au four.

■ Confection de la farce : mixer les jaunes d'œuf avec la crème, 50 g de parmesan et le saumon fumé.

■ Répartir cette farce dans les champignons et les saupoudrer du parmesan restant, puis les passer 20 minutes au four.

Salade de chou rouge au magret de canard

Pour 4 personnes

- **400 g de chou rouge**
- **2 magrets de canard d'environ 150 g chacun**
- **2 cuillerées à soupe d'huile d'olive**
- **1 cuillerée à soupe de vinaigre de vin**
- **1 cuillerée à soupe d'huile Isio 4,**
- **Sel et poivre**

■ Couper le chou rouge en lanières.

■ Préparer la vinaigrette en mélangeant le vinaigre, du sel et du poivre, puis l'huile d'olive.

■ Arroser le chou rouge de cette vinaigrette, malaxer avec les mains et laisser reposer.

■ Saisir les magrets de canard dans l'huile bien chaude. Les couper en fines tranches et les dresser sur la salade de chou rouge.

Salade frisée aux foies de volaille

Pour 4 personnes

- **1 salade frisée**
- **200 g de foies de volaille**
- **1 cuillerée à soupe de vinaigre de vin**
- **1 cuillerée à café de moutarde forte**
- **2 cuillerées à soupe d'huile d'olive**
- **2 cuillerées à soupe de crème allégée à 4 %, à 5 % ou à 8 % de matières grasses**
- **Sel et poivre**

■ Laver la salade frisée.

■ Préparer la vinaigrette en mélangeant le vinaigre, du sel et du poivre, puis l'huile d'olive. Ajouter en dernier la crème allégée.

■ Saisir les foies de volaille à feu vif pendant 4 à 5 minutes. Saler, poivrer et dégraisser.

■ Laisser brièvement refroidir avant de dresser sur la salade nappée de vinaigrette.

Salade de cailles et de haricots verts

Pour 4 personnes

- **400 g de haricots verts**
- **4 cailles**
- **1 cuillerée à soupe de vinaigre de vin**
- **3 cuillerées à soupe d'huile d'olive**
- **1 cuillerée à café de moutarde forte**
- **1 échalote émincée**
- **Quelques cerneaux de noix**
- **Sel et poivre**

▪ Cuire les 400 g de haricots verts à la vapeur, puis les laisser refroidir.

▪ Préparer la vinaigrette en mélangeant le vinaigre, du sel, du poivre, la moutarde et 2 cuillerées à soupe d'huile d'olive. Y ajouter l'échalote émincée.

▪ Saisir les cailles à feu vif dans 1 cuillerée à soupe d'huile d'olive afin de bien les dorer, puis couvrir et laisser cuire à feu doux durant 20 minutes.

▪ Arroser les haricots verts de vinaigrette. Disposer les cailles dessus et répartir les cerneaux de noix pour la décoration.

Artichauts farcis

Pour 4 personnes

- **4 cœurs d'artichaut**
- **100 g de champignons de Paris**
- **4 tranches de jambon blanc haché**
- **100 g de fromage blanc à 0 % de matières grasses**
- **50 g de comté râpé**
- **1 œuf battu**
- **4 pincées de parmesan râpé**
- **Sel et poivre**

■ Laver rapidement les champignons, les couper en lamelles et les faire revenir.

■ Disposer les cœurs d'artichaut dans un plat à gratin.

■ Bien mélanger le fromage blanc, l'œuf, les champignons, le jambon et le comté. Répartir ce mélange sur les artichauts.

■ Saupoudrer de parmesan et faire cuire durant 20 minutes à four chaud.

■ L'artichaut farci se mariera très bien avec une tranche de foie gras de canard ou d'oie.

Avocats au thon

Pour 4 personnes

- **2 avocats**
- **1 boîte de thon au naturel**
- **1 yaourt brassé à 0 % de matières grasses**
- **1 jaune d'œuf**
- **1 cuillerée à soupe de moutarde forte**
- **Persil haché**
- **Sel et poivre**

■ Couper les avocats en deux, enlever les noyaux et récupérer la chair à l'aide d'une cuillère, en veillant à ne pas déchirer la peau. Réserver les quatre coques de peau.
■ Mixer le thon, la moutarde, le yaourt, le jaune d'œuf, la chair des avocats, du sel et du poivre.
■ Remettre le tout dans la peau des avocats et saupoudrer de persil haché.
■ Mettre au réfrigérateur de façon à servir très frais.

Terrine de courgettes

Pour 4 personnes

- **1 kg de courgettes**
- **1 oignon**
- **2 gousses d'ail pilées**
- **5 œufs**
- **1 cuillerée à soupe de farine ou de Maïzena®**
- **1 cuillerée à soupe d'eau**
- **Persil haché**
- **Sel et poivre**

■ Faire revenir les courgettes, épluchées et coupées en rondelles, ainsi que les oignons émincés. Saler et poivrer, ajouter l'ail pilé et laisser mijoter le tout 20 minutes environ. Égoutter la préparation.

■ Battre les œufs, la farine ou la Maïzena, le persil haché et l'eau. Y ajouter les légumes et bien mélanger.

■ Mettre l'ensemble dans une terrine et faire cuire à four moyen pendant 30 à 40 minutes.

■ Démouler quand la préparation est froide.

Asperges au cabillaud et fruits de mer

Pour 4 personnes

- **300 g de pointes d'asperge**
- **400 g de cabillaud**
- **100 g de crevettes grises décortiquées**
- **100 g de moules égouttées**
- **1 laitue**
- **1 yaourt nature brassé à 0 % de matières grasses**
- **Aneth haché**
- **Sel et poivre**

■ Cuire le cabillaud pendant 10 à 15 minutes dans de l'eau bouillante.
■ L'égoutter et le laisser refroidir pour ensuite l'émietter avec une fourchette.
■ Éplucher et laver la laitue.
■ Mettre le cabillaud au centre d'un plat. Placer les feuilles de laitue autour et disposer dessus les crevettes grises décortiquées, les moules égouttées et les pointes d'asperge.
■ Mélanger au yaourt brassé un peu d'aneth haché, de sel et de poivre. Verser cet assaisonnement sur le cabillaud ou présenter en saucière.

Les œufs

Œufs brouillés au flétan

Pour 4 personnes

- **4 œufs battus**
- **450 g de flétan**
- **Un peu de beurre allégé**
- **Sel et poivre**

■ Faire pocher le flétan dans de l'eau pendant 15 minutes. Égoutter et émietter.

■ Faire fondre un peu de beurre allégé dans une poêle. Y mettre le flétan et les œufs battus, et mélanger l'ensemble.

■ Lorsque les œufs commencent à prendre, saler, poivrer et servir aussitôt.

Œufs brouillés aux asperges

Pour 4 personnes

- **6 œufs**
- **1 boîte de pointes d'asperge**
- **Persil haché**
- **Sel et poivre**

■ Laver et égoutter les pointes d'asperge.

■ Battre les œufs en ajoutant du sel et du poivre. Les faire cuire au bain-marie sans s'arrêter de battre.

■ Juste avant que les œufs ne prennent, leur ajouter les pointes d'asperge et le persil.

■ Retirer du feu avant que les œufs ne soient trop cuits.

Œufs farcis aux anchois

Pour 4 personnes

- **4 œufs cuits durs**
- **4 filets d'anchois**
- **1 cuillerée à café de moutarde forte**
- **1 laitue**
- **Persil haché**
- **Sel et poivre**

■ Écaler les œufs durs et les couper en deux dans le sens de la longueur.

■ Retirer les jaunes et les écraser avec la moutarde à l'aide d'une fourchette.

■ Ajouter aux jaunes d'œuf écrasés les anchois pilés, le persil haché, un peu de sel et du poivre. Farcir les demi-blancs de ce mélange.

■ Éplucher et laver la laitue. Garder les plus belles feuilles.

■ Répartir les œufs farcis sur les feuilles de laitue disposées sur un plat.

■ Vous pouvez procéder de la même manière avec des sardines, avec du thon ou avec tout autre poisson.

Œufs farcis au poivron et au curry

Pour 4 personnes

- **6 œufs durs**
- **1 poivron vert haché**
- **1 oignon haché**
- **1 cuillerée à café de moutarde forte**
- **1 cuillerée à café de curry**
- **1 cuillerée à soupe de persil haché**
- **1 laitue**
- **Sel et poivre**

■ Écaler les œufs durs et les couper en deux dans le sens de la longueur.

■ Prélever les jaunes, en faisant bien attention de ne pas abîmer les blancs. Écraser les jaunes avec une fourchette et les mélanger avec l'oignon et le poivron hachés, la moutarde, le curry, du sel et du poivre.

■ Disposer cette préparation dans les blancs d'œuf.

■ Éplucher et laver la laitue. Prendre les plus belles feuilles pour les répartir dans un plat et y déposer les œufs farcis. Mettre au réfrigérateur jusqu'au moment de déguster.

Omelette piperade

Pour 4 personnes

- **6 œufs**
- **1 boîte de 250 g de tomates pelées**
- **1 aubergine**
- **1 courgette**
- **1 gousse d'ail pilée**
- **1 cuillerée à soupe d'huile de tournesol**
- **Persil haché**
- **Sel et poivre**

■ Battre les œufs avec du sel et du poivre.

■ Épluche et couper en rondelles l'aubergine et la courgette.

■ Faire revenir ces légumes dans une poêle contenant l'huile. Ajouter la boîte de tomates pelées et l'ail pilé, puis laisser mijoter le tout pendant 30 minutes environ. À ce moment, verser les œufs battus dans la préparation.

■ Faire cuire jusqu'à ce que les œufs prennent, parsemer de persil et servir aussitôt.

Œufs brouillés aux poivrons

Pour 4 personnes

- **6 œufs**
- **1 poivron**
- **5 cuillerées à soupe de lait écrémé liquide**
- **Persil haché**
- **Sel et poivre**

▪ Battre les œufs et ajouter le poivron haché, le lait, le persil, du sel et du poivre.
▪ Faire cuire au bain-marie en battant sans cesse le mélange.
▪ Veiller à retirer les œufs du feu avant qu'ils ne soient trop cuits.

Poissons et fruits de mer

Soles à l'estragon

Pour 6 personnes

- **6 soles d'environ 150 g pièce**
- **6 cuillerées à soupe d'estragon haché**
- **2 citrons**
- **Sel et poivre**

■ Faire préparer les soles par le poissonnier.
■ Placer les soles dans un plat à gratin. Les arroser du jus des citrons, les parsemer d'estragon haché, saler et poivrer.
■ Enfourner et cuire jusqu'à ce qu'elles soient bien dorées.

Moules marinières

Pour 4 personnes

- **3 litres de moules**
- **1 oignon**
- **2 échalotes**
- **40 cl de vin blanc sec**
- **Sel et poivre**

■ Laver les moules et les mettre dans une marmite.

■ Faire réduire l'oignon et les échalotes dans le vin blanc. Saler et poivrer.

■ Transvaser ce jus sur les moules, couvrir et porter sur feu vif. Laisser cuire pendant 5 minutes, jusqu'à ce que toutes les moules soient ouvertes, en secouant de temps en temps.

Moules aux poireaux

Pour 6 personnes

- 5 litres de moules
- 1,5 kg de poireaux surgelés
- 2 briquettes de béchamel allégée
- Noix de muscade râpée
- Sel et poivre

■ Laver les moules et les mettre dans une marmite. Couvrir, porter sur feu vif et laisser cuire pendant 5 minutes afin que les moules s'ouvrent bien.

■ Prélever les moules à l'aide d'une écumoire et les retirer de leur coquille. Filtrer le jus de cuisson et le verser dans une casserole.

■ Ajouter les poireaux, couvrir et laisser cuire pendant 5 bonnes minutes. Enlever le couvercle, ajouter du sel, du poivre et de la noix de muscade, puis laisser cuire pendant 20 minutes.

■ Mettre les moules décortiquées dans la béchamel, ajouter les poireaux cuits et mélanger délicatement.

■ Servir très chaud.

Langoustines rôties à la crème

Pour 4 personnes

- **20 langoustines**
- **1 citron**
- **1 cuillerée à soupe d'huile Isio 4,**
- **2 cuillerées à soupe de crème allégée à 4 % de matières grasses**
- **2 échalotes**
- **Sel et poivre**

▪ Éplucher et hacher les échalotes. Verser l'huile dans une poêle et ajouter les échalotes, le jus du citron, du sel et du poivre.

▪ Porter à ébullition et ajouter alors la crème allégée.

▪ Couper les langoustines dans le sens de la longueur. Les disposer dans un plat allant au four, saler et poivrer. Laisser cuire 2 minutes au four préchauffé à 240 °C (th. 8).

▪ Servir les langoustines avec leur sauce.

Mousse de saumon au yaourt

Pour 6 personnes

- **400 g de saumon cuit, peau enlevée**
- **2 pots de yaourt nature brassé à 0 % de matières grasses**
- **2 cuillerées à café d'estragon haché**
- **Sel et poivre**

■ Émietter le saumon ou le mixer afin de le réduire en purée.

■ Ajouter les yaourts. Bien mélanger afin d'obtenir une préparation très onctueuse, puis ajouter l'estragon haché, du sel et du poivre.

■ Laisser pendant au minimum 2 heures au réfrigérateur avant de servir.

Darnes de thon sur un lit de poireaux à la crème

Pour 6 personnes

- **6 darnes de thon d'environ 200 g pièce**
- **1 citron**
- **1 sachet de poireaux surgelés**
- **1 cuillerée à soupe d'huile d'olive**
- **1 pot de crème allégée à 4 % de matières grasses**
- **Noix de muscade râpée**
- **Sel et poivre**

■ Rincer et essuyer les darnes de thon. Les arroser du jus du citron, les saler et les poivrer.

■ Verser l'huile d'olive dans une poêle et y faire revenir les poireaux surgelés. Ajouter la crème, du sel, du poivre et de la noix de muscade.

■ Couvrir et laisser mijoter à feu moyen pendant 10 minutes. Déposer alors les darnes de thon sur les poireaux à la crème et laisser mijoter à feu moyen durant 15 minutes.

■ Servir bien chaud.

Filets de colin à la tomate

Pour 6 personnes

- **6 filets de colin de 200 g pièce**
- **2 boîtes de tomates pelées**
- **2 petits oignons hachés**
- **1 gousse d'ail, pelée et écrasée**
- **4 feuilles de basilic**
- **1 cuillerée à soupe de vinaigre de vin**
- **Sel et poivre**

■ Faire pocher les filets de colin pendant 15 minutes dans un peu d'eau.

■ Pendant ce temps, préparer la sauce dans une poêle : mélanger les tomates pelées, les oignons hachés, l'ail, les feuilles de basilic, le vinaigre, du sel et du poivre, puis laisser frémir sans couvrir durant 1 heure.

■ Disposer les filets sur un plat et verser la sauce tomate par-dessus.

■ Servir bien chaud.

Lotte sur un lit de poireaux à la crème

Pour 6 personnes

- **6 morceaux de lotte d'environ 150 g pièce**
- **2 sachets de poireaux surgelés**
- **1 citron**
- **1 briquette de crème allégée à 4 % de matières grasses**
- **Sel et poivre**

■ Faire cuire les morceaux de poisson à la vapeur pendant 10 minutes.

■ Pendant ce temps, mettre les poireaux surgelés, la crème, du sel et du poivre dans une poêle, puis laisser mijoter durant 10 minutes également.

■ Étaler les poireaux à la crème dans un plat, déposer les morceaux de lotte par-dessus et garnir de rondelles de citron.

Endives au saumon fumé

Pour 4 personnes

- **8 endives**
- **8 belles tranches de saumon fumé**
- **8 cuillerées à soupe de crème fraîche allégée**
- **Gruyère allégé**
- **Sel et poivre**

■ Faire cuire les endives, soit dans de l'eau bouillante soit à la vapeur.
■ Envelopper chacune d'elles d'une tranche de saumon fumé.
■ Les placer dans un plat allant au four, arroser de crème et saupoudrer de gruyère.
■ Enfourner et laisser cuire pendant 15 à 20 minutes.

Lasagnes au saumon

Pour 6 personnes

- **500 g de saumon frais**
- **500 g de poireaux à la crème surgelés**
- **20 cl de béchamel allégée**
- **9 plaques de lasagne**
- **1 boule de mozzarella allégée**
- **Sel et poivre**

■ Préchauffer le four à 220 °C (th. 7).

■ Décongeler les poireaux à la crème en les faisant revenir pendant 5 minutes dans une poêle.

■ Mixer le saumon frais et le mélanger aux poireaux. Saler et poivrer.

■ Étaler la moitié de la béchamel allégée dans un plat à gratin et la recouvrir de 3 plaques de lasagne.

■ Placer par-dessus la moitié du mélange de saumon et de poireau, et recouvrir à nouveau de 3 plaques de lasagne.

■ Mélanger la moitié du reste de béchamel au reste de saumon et de poireaux. Verser ce mélange dans le plat et le recouvrir des 3 dernières plaques de lasagne.

■ Enfin, verser le reste de béchamel et répartir par-dessus des tranches de mozzarella.

■ Mettre au four et laisser cuire 20 minutes environ.

Saumon poché

Pour 6 personnes

- **6 morceaux de saumon frais**
- **1 verre d'eau**
- **2 oignons**
- **4 clous de girofle**
- **1 citron**
- **1 feuille de laurier**
- **1 branche de céleri**
- **Sel et poivre**

■ Éplucher les oignons, les couper en quatre et y piquer les clous de girofle.

■ Placer dans un faitout les morceaux de saumon, l'eau, les oignons, le jus d'un demi-citron, la feuille de laurier et la branche de céleri. Saler et poivrer.

■ Faire cuire pendant 15 minutes, puis enlever les morceaux de saumon et les mettre de côté.

■ Laisser réduire le court-bouillon pendant quelques instants, puis le filtrer et le verser sur les morceaux de saumon.

■ Décorer chaque morceau d'une rondelle de citron, mettre au réfrigérateur et servir bien frais.

Colin mariné

Pour 6 personnes

- **6 morceaux de colin**
- **1 citron**
- **3 cuillerées à café de viandox**
- **2 cuillerées à café de moutarde forte**

■ Préparer la marinade en mêlant le jus du citron, le viandox, la moutarde, du sel et du poivre. Ajouter les morceaux de colin et les laisser mariner pendant 1 heure au minimum.

■ Préchauffer le four à 180 °C (th. 6).

■ Enfourner et laisser cuire les morceaux de colin marinés en les arrosant très souvent pendant 20 minutes environ.

■ Servir bien chaud.

Filets de sole marinés

Pour 6 personnes

- **12 filets de sole**
- **4 citrons**
- **2 ou 3 cuillerées à soupe d'huile**
- **1 cuillerée à soupe d'oseille hachée**
- **Sel et poivre**

■ Préparer la marinade en mêlant le jus des citrons et l'oseille hachée, puis y faire mariner le poisson pendant au minimum 2 heures au réfrigérateur.
■ Égoutter les filets de sole et, à l'aide d'un pinceau, les badigeonner d'huile sur les deux côtés. Saler et poivrer.
■ Préchauffer le four à 220 °C (th. 7) et y faire cuire les filets pendant 5 minutes de chaque côté.
■ Servir bien chaud, avec la marinade.

Pot-au-feu de poissons divers

Pour 8 personnes

- **300 g de cabillaud**
- **300 g de turbot**
- **300 g de lotte**
- **300 g de rougets**
- **3 poireaux émincés**
- **3 navets coupés en dés**
- **1/2 céleri-rave épluché et découpé en lamelles**
- **1 oignon**
- **1 clou de girofle**
- **Sel et poivre**
- **Bouquet garni**
- **Gros sel et poivre**

■ Préparer les légumes, éplucher l'oignon et le piquer du clou de girofle.

■ Mettre de l'eau dans un faitout et ajouter du gros sel, l'ail, l'oignon et le bouquet garni. Porter à ébullition, puis ajouter les légumes préparés et laisser mijoter pendant 25 minutes.

■ Ajouter alors les poissons et poursuivre la cuisson à feu moyen pendant 15 minutes.

■ Égoutter les poissons et les servir, sur un plat, entourés des légumes.

Terrine de cabillaud et saumon

Pour 8 personnes

- **200 g de saumon frais**
- **450 g de cabillaud**
- **150 g de pointes d'asperge égouttées**
- **2 œufs**
- **2 jaunes d'œuf**
- **1 citron**
- **1 yaourt nature brassé à 0 % de matières grasses**
- **Beurre**
- **Sel et poivre**

■ Mixer le cabillaud, le yaourt, les 2 œufs, les 2 jaunes, la moitié du jus du citron, du sel et du poivre jusqu'à obtenir un mélange parfaitement homogène.
■ Couper le saumon en lamelles et l'asperger du reste de jus de citron, saler et poivrer.
■ Beurrer légèrement une terrine et placer au fond une feuille de papier d'aluminium.
■ Alterner les couches de préparation au cabillaud, de saumon et de pointes d'asperge. La dernière couche doit être de la mousse de cabillaud.
■ Couvrir la terrine, la placer dans un bain-marie et faire cuire à four moyen pendant 40 à 45 minutes.
■ Servir chaud ou froid.

Daurade en croûte de sel

Pour 6 personnes

- **1 belle daurade vidée**
- **1/2 bouquet de persil**
- **2 branches de thym**
- **2 kg de gros sel**
- **4 blancs d'œuf**
- **Eau**
- **Sel et poivre**

■ Préchauffer le four à 220 °C (th. 7).

■ Nettoyer la daurade à l'intérieur et à l'extérieur. La farcir du thym et du persil, la saler et la poivrer.

■ Battre les blancs d'œuf et les mélanger au gros sel, puis ajouter petit à petit de l'eau pour obtenir une pâte homogène.

■ Étaler la moitié du gros sel dans le fond d'un plat à four. Poser la daurade sur ce lit, la recouvrir totalement avec le reste de sel et lisser avec les doigts.

■ Enfourner et laisser cuire pendant 30 à 40 minutes.

■ Présenter la daurade dans sa croûte de sel, puis casser cette dernière pour servir les convives.

Soufflé de cabillaud

Pour 6 personnes

- **600 g de cabillaud**
- **1 cube de bouillon dégraissé**
- **25 g de beurre allégé**
- **35 g de farine**
- **50 cl de lait écrémé**
- **2 œufs**
- **Sel et poivre**

■ Préchauffer le four à 220 °C (th. 7).

■ Cuire le cabillaud au court-bouillon pendant 10 minutes environ. L'égoutter et l'émietter à l'aide d'une fourchette.

■ Faire fondre le beurre dans une casserole, ajouter la farine et mélanger doucement pendant quelques minutes. Retirer du feu et incorporer lentement le lait en remuant sans cesse pour obtenir un mélange homogène. Ajouter le cabillaud.

■ Remettre la préparation sur le feu. Saler et poivrer.

■ Retirer de nouveau du feu et ajouter les 2 jaunes d'œuf, puis les 2 blancs montés en neige.

■ Mettre cette préparation dans un moule, enfourner et laisser cuire pendant 20 à 25 minutes.

Les volailles

Coquelets en papillote

Pour 6 personnes

- **6 coquelets**
- **3 citrons**
- **2 cuillerées à soupe d'estragon frais haché**
- **6 noisettes de beurre allégé**
- **Sel et poivre**

■ Préchauffer le four à 180 °C (th. 6).

■ Arroser les coquelets du jus des 3 citrons. Répartir l'estragon haché et les noisettes de beurre sur les volatiles, saler et poivrer.

■ Mettre les coquelets dans une feuille de papier d'aluminium.

■ Enfourner et laisser cuire pendant 20 minutes. Ouvrir le papier d'aluminium et prolonger la cuisson de 10 minutes pour permettre aux coquelets de bien dorer.

Blancs de poulet farcis et panés

Pour 6 personnes

- **6 blancs de poulet**
- **600 g de feuilles d'épinards frais**
- **2 boules de mozzarella allégée**
- **2 œufs**
- **2 Cracottes**
- **3 cuillerées à soupe d'huile d'olive**
- **Noix de muscade râpée**
- **Sel et poivre**

■ Laver les épinards. Les mettre dans une poêle portée sur feu vif, les saupoudrer d'un peu de noix de muscade et d'une pincée de sel, et les faire juste tomber pendant quelques minutes. Laisser refroidir.

■ Ouvrir les blancs de poulet, les saler et les poivrer. Les farcir des épinards et de tranches de mozzarella, puis les ficeler.

■ Battre les œufs. Concasser entièrement les Cracottes de façon à les réduire en chapelure. Tremper les blancs de poulet dans l'œuf, puis dans les Cracottes.

■ Chauffer l'huile d'olive dans une grande poêle et faire dorer les blancs de poulet sur feu modéré.

Poulet nappé de tomates et de champignons

Pour 6 personnes

- **6 blancs de poulet**
- **1 gousse d'ail**
- **2 citrons**
- **150 g de champignons de Paris**
- **1 oignon**
- **1 boîte de tomates pelées**
- **1 cuillerée à soupe de vinaigre de vin**
- **Sel et poivre**

■ Mettre dans un faitout les champignons de Paris émincés, l'oignon épluché et haché, les tomates pelées, la cuillerée de vinaigre, du sel et du poivre, et laisser cuire à feu doux durant 30 minutes.

■ Peler la gousse d'ail, la couper en deux et la frotter sur chaque blanc de poulet. Disposer ces derniers dans un plat allant au four et les arroser du jus des citrons.

■ Faire cuire les blancs de poulet sous le gril pendant 30 minutes, en les retournant de temps en temps et en les arrosant souvent du jus de citron.

■ Disposer les blancs de poulet sur un plat de service et les napper de la sauce aux champignons et aux tomates.

Émincé de dinde aux légumes

Pour 6 personnes

- **6 escalopes de dinde**
- **500 g de céleri-rave**
- **500 g de poireaux**
- **2 cuillerées à soupe d'huile d'olive**
- **1 grand verre de bouillon de volaille**
- **30 cl de crème allégée à 4 ou 5 % de matières grasses**
- **Beurre allégé**
- **Sel et poivre**

■ Découper les escalopes de dinde en lamelles, les saler et les poivrer. Couper également le céleri-rave et les poireaux en fines lamelles, après les avoir épluchés.

■ Verser l'huile d'olive dans une poêle et saisir à feu vif les lamelles de dinde. Les sortir et les laisser de côté.

■ Dans la même poêle, faire fondre à feu moyen le beurre allégé, puis ajouter les légumes et couvrir.

■ Mouiller avec le bouillon, couvrir de nouveau et prolonger la cuisson de 10 minutes.

■ Ajouter la crème allégée en remuant, puis l'émincé de dinde pour le réchauffer.

■ Servir bien chaud.

Émincé de dinde sauce au thon et aux anchois

Pour 6 personnes

- **6 escalopes de dinde**
- **2 cuillerées à soupe d'huile**
- **1 oignon**
- **1 boîte de thon au naturel**
- **2 filets d'anchois**
- **1 cuillerée à café de câpres**
- **1 grand verre de bouillon de volaille**
- **30 cl de crème allégée à 4 ou 5 % de matières grasses**
- **200 g de pois mange-tout cuits**
- **Sel et poivre**

■ Découper les escalopes de dinde en lamelles, les saler et les poivrer.

■ Verser l'huile d'olive dans une poêle et porter sur feu vif. Y saisir les lamelles de dinde, puis les sortir et les mettre de côté.

■ Éplucher l'oignon, le couper en lanières et le faire blondir dans la poêle. Ajouter le thon, les filets d'anchois découpés en morceaux et les câpres. Bien remuer.

■ Ajouter le bouillon de volaille et la crème allégée, couvrir et laisser mijoter pendant 5 minutes.

■ Mixer cette préparation. La remettre dans la poêle avec les lamelles de dinde et les pois mange-tout, puis réchauffer l'ensemble avant de servir.

Foies de volaille sauce moutarde

Pour 6 personnes

- **800 g de foies de volaille**
- **2 oignons**
- **1 gousse d'ail**
- **1 grand verre de bouillon de volaille**
- **30 cl de crème allégée à 4 ou 5 % de matières grasses**
- **2 grosses cuillerées à soupe de moutarde forte**
- **Beurre allégé**
- **Sel et poivre**

■ Saisir les foies de volaille dans une poêle (sans ajout de matières grasses) pendant quelques minutes. Les saler et les poivrer, puis les sortir de la poêle et les réserver.

■ Éplucher et émincer les oignons et l'ail.

■ Enlever le surplus de graisse de la poêle utilisée pour les foies. Y faire fondre le beurre allégé à feu moyen, puis ajouter les oignons ainsi que l'ail et les faire dorer.

■ Verser le bouillon de volaille et la crème allégée, puis laisser réduire pour que la sauce devienne bien onctueuse. Au dernier moment, ajouter la moutarde forte et les foies de volaille.

■ Servir bien chaud.

Émincé de volaille sauté aux aubergines et aux champignons

Pour 6 personnes

- **6 blancs de volaille**
- **1 gousse d'ail**
- **1 oignon**
- **3 aubergines**
- **300 g de champignons de Paris**
- **3 cuillerées à soupe d'huile**
- **1 briquette de crème « cuisine » soja**
- **Sel et poivre**

■ Découper les blancs de volaille en lamelles. Les saler, les poivrer et les saupoudrer de l'ail, préalablement épluché et haché.

■ Éplucher l'oignon et les aubergines. Nettoyer soigneusement les champignons. Couper en lamelles l'oignon, les aubergines et les champignons.

■ Verser l'huile dans une poêle, la faire chauffer et ajouter les lamelles de volaille, puis les aubergines et l'oignon, et enfin les champignons.

■ Bien mélanger et ajouter la crème « cuisine » soja en quantité désirée.

Gratin de poulet aux brocolis

Pour 6 personnes

- **6 blancs de poulet**
- **250 g de bouquets de brocolis**
- **3 oignons**
- **30 cl de crème allégée à 4 % de matières grasses**
- **1 cuillerée à café de curry**
- **1 pincée de paprika**
- **Gruyère allégé**
- **Sel et poivre**

■ Préchauffer le four à 180 °C (th. 6).
■ Couper les blancs de poulet en dés.
■ Blanchir les brocolis pendant 2 minutes dans une casserole d'eau bouillante. Les égoutter et les passer sous l'eau froide.
■ Éplucher et émincer les oignons.
■ Dans un saladier, mélanger les oignons émincés, la crème allégée et le curry. Saler et poivrer.
■ Déposer les brocolis dans un plat à gratin, ajouter des dés de poulet, puis recouvrir le tout du mélange d'oignons et de crème. Saupoudrer de gruyère allégé et de la pincée de paprika.
■ Enfourner et laisser cuire pendant 30 minutes.
■ Servir quand le gratin est doré.

Émincé de poulet sauce au citron vert

Pour 6 personnes

- **6 blancs de poulet**
- **3 citrons verts**
- **2 cuillerées à soupe d'huile d'olive**
- **20 cl de bouillon de volaille**
- **30 cl de crème allégée à 4 ou 5 % de matières grasses**
- **Sel et poivre**

■ Découper les blancs de poulet en lamelles et les laisser mariner dans le jus des citrons pendant au moins 1 heure. Saler et poivrer.

■ Faire chauffer l'huile dans un wok et y mettre à revenir les lamelles de poulet. Ajouter le bouillon de volaille et la marinade, et cuire à feu doux pendant 45 minutes.

■ Prélever les lamelles de poulet à l'aide d'une écumoire, les déposer dans un plat et les garder au chaud.

■ Ajouter la crème allégée dans le wok et laisser réduire afin d'obtenir une sauce homogène.

■ Verser la sauce sur les lamelles de poulet et servir bien chaud.

Émincé de poulet sauce tomate et paprika

Pour 6 personnes

- **6 blancs de poulet**
- **3 oignons**
- **1 poivron vert**
- **3 cuillerées à soupe de paprika**
- **1 boîte de 250 g de purée de tomates**
- **20 cl de bouillon de volaille**
- **Beurre allégé**
- **Sel et poivre**

■ Découper les blancs de poulet en lamelles, les saler et les poivrer.

■ Éplucher les oignons et le poivron, les couper en lamelles.

■ Faire fondre le beurre allégé dans un wok, y jeter les oignons et les laisser blondir. Ajouter le poivron et, tout en mélangeant, laisser revenir à feu doux pendant 5 minutes.

■ Ajouter alors le paprika, la purée de tomates et, enfin, les lamelles de poulet.

■ Mouiller avec le bouillon de volaille, couvrir et laisser réduire sur feu moyen durant 45 minutes.

Poulet en croûte de sel de Guérande

Pour 4 personnes

- **1 poulet**
- **1 bouquet garni**
- **2 gousses d'ail**
- **2 kg de sel fin de Guérande**
- **2 blancs d'œuf**
- **Poivre**

■ Préchauffer le four à 180 °C (th. 6).

■ Poivrer le poulet, à l'intérieur comme à l'extérieur.

■ Hacher le bouquet garni et l'ail, puis les répartir à l'intérieur et à l'extérieur du poulet.

■ Mettre le sel et les blancs d'œuf dans un plat. Mélanger tout en ajoutant de l'eau, petit à petit, jusqu'à obtenir une pâte malléable mais pas molle.

■ Prendre un plat juste assez grand pour contenir le poulet et le sel. Recouvrir le fond du plat avec le tiers du sel, poser le poulet dessus et le recouvrir entièrement avec le reste du sel.

■ Enfourner dans la partie basse du four et laisser cuire pendant 2 heures environ.

■ Présenter le poulet dans sa croûte de sel, puis la casser et servir immédiatement.

Les viandes

Gratin de veau aux courgettes

Pour 6 personnes

- **650 g de courgettes**
- **6 tranches de veau**
- **2 pincées de noix de muscade**
- **4 cuillerées à soupe de bouillon de légumes**
- **50 g de gruyère râpé allégé**
- **Sel et poivre**

■ Préchauffer le four à 200 °C (th. 6-7).

■ Éplucher et couper les courgettes en rondelles. Les saler et les laisser dégorger pendant 2 heures.

■ Découper les tranches de veau en lamelles.

■ Déposer une couche de courgettes dans le fond d'un faitout, puis la recouvrir d'une couche de lamelles de veau. Continuer ainsi, en alternant courgettes et viande. Saler et poivrer.

■ Ajouter la noix de muscade ainsi que le bouillon, et parsemer le tout de gruyère allégé.

■ Enfourner et laisser gratiner 40 minutes environ.

Escalopes de veau sauce tomate

Pour 6 personnes

- **6 escalopes de veau**
- **1 oignon**
- **1 citron vert**
- **2 verres de jus de tomate**
- **Sel et poivre**

■ Préchauffer le four à 180 °C (th. 6).
■ Éplucher l'oignon. Trancher l'oignon et le citron, puis placer une rondelle de chaque sur chacune des escalopes. Saler et poivrer.
■ Déposer les escalopes dans un plat à gratin. Les arroser du jus de tomate, enfourner et laisser cuire pendant une vingtaine de minutes.

Émincé de veau au paprika

Pour 6 personnes

- **6 escalopes de veau**
- **2 cuillerées à soupe d'huile d'olive**
- **1 citron vert**
- **2 boîtes de 140 g de concentré de tomates**
- **30 cl de crème allégée à 4 % de matières grasses**
- **4 cuillerées à café de paprika**
- **Sel et poivre**

▪ Découper les escalopes en fines lamelles.
▪ Faire chauffer l'huile d'olive dans une poêle et laisser dorer les aiguillettes de veau en les arrosant de jus de citron.
▪ Ajouter le concentré de tomates ainsi que le paprika et laisser cuire à feu moyen.
▪ Ajouter en fin de cuisson la crème allégée, sel et poivre.

Jarret de veau à la tomate

Pour 6 personnes

- **1,5 kg de jarret de veau**
- **500 g de tomates**
- **2 oignons**
- **1 gousse d'ail**
- **1 verre d'eau**
- **1 cuillerée à soupe de concentré de tomates**
- **Thym et laurier**
- **Sel et poivre**

■ Découper le jarret en morceaux.

■ Éplucher et émincer les oignons et l'ail. Couper les tomates en dés.

■ Dans un faitout, verser le verre d'eau et ajouter les oignons émincés. Porter à ébullition, puis ajouter les dés de tomate, l'ail, le thym, le laurier et le jarret. Saler et poivrer.

■ Couvrir et laisser mijoter à feu doux pendant 2 heures, en ajoutant un peu d'eau si nécessaire.

■ Ajouter la cuillerée de concentré de tomates 10 minutes avant la fin de cuisson.

Poitrine de veau farcie au jambon

Pour 6 personnes

- **1,5 kg de poitrine de veau**
- **5 œufs**
- **6 tranches de jambon dégraissé**
- **2 cuillerées à café d'estragon haché**
- **Sel et poivre**

■ Préchauffer le four à 200 °C (th. 6-7).

■ Bien dégraisser la poitrine de veau.

■ Faire une omelette avec les œufs, puis la déposer sur la viande et supprimer tout ce qui dépasse de la viande.

■ Placer les tranches de jambon sur l'omelette, en supprimant aussi ce qui déborde.

■ Parsemer l'estragon sur le jambon, puis rouler la viande et la maintenir ainsi à l'aide de ficelle alimentaire.

■ Enfourner et laisser cuire pendant 1 h 30, en arrosant très fréquemment.

Escalopes de veau « cordon bleu »

Pour 6 personnes

- **6 escalopes de veau**
- **2 tranches de jambon blanc dégraissé**
- **Gruyère allégé et râpé**
- **Sel et poivre**

■ Préchauffer le four à 180 °C (th. 6).

■ Saler et poivrer les escalopes. Poser sur chacune d'elles un morceau de jambon blanc et un peu de gruyère râpé.

■ Plier en deux les escalopes et les faire dorer dans une poêle, puis les enfourner. Prolonger la cuisson de 10 minutes environ.

■ Servir avec le légume choisi.

Foie de veau au curry

Pour 6 personnes

- **6 tranches de foie de veau**
- **4 échalotes**
- **1 cuillerée à café de curry**
- **1 citron vert**
- **Sel et poivre**

■ Préchauffer le four à 180 °C (th. 6).

■ Éplucher et hacher les échalotes.

■ Couper six feuilles de papier d'aluminium. Sur chacune, déposer une tranche de foie de veau et la saupoudrer d'échalote hachée et de curry. Citronner, saler et poivrer les tranches.

■ Fermer soigneusement les feuilles d'aluminium, enfourner et laisser cuire pendant une vingtaine de minutes.

■ Servir dans les papillotes.

Blanquette de veau allégée

Pour 6 personnes

- **700 g d'épaule de veau**
- **1 oignon**
- **300 g de champignons de Paris**
- **150 g de fromage blanc à 0 % de matières grasses**
- **2 jaunes d'œuf**
- **Thym**
- **Laurier**
- **Persil haché**
- **Sel et poivre**

■ Dans une cocotte, mettre la viande coupée en morceaux, l'oignon émincé, le thym, le laurier, du sel et du poivre. Couvrir d'eau et laisser cuire à feu moyen pendant 1 heure.

■ Ajouter alors les champignons et laisser mijoter 15 minutes de plus.

■ Filtrer le bouillon.

■ Retirer les champignons et les mixer avec le fromage blanc, les jaunes d'œuf et le bouillon.

■ Remettre ce mélange dans la cocotte avec les morceaux de viande. Saupoudrer de persil et servir bien chaud.

Rognons de veau au curry

Pour 6 personnes

- **650 g de rognons de veau**
- **10 g de beurre allégé**
- **1 gros oignon épluché et émincé**
- **2 gousses d'ail épluchées et hachées**
- **35 cl de jus de tomate**
- **3 cuillerées à café de curry**
- **1 citron**
- **Sel et poivre**

■ Faire revenir les rognons de veau dans le beurre allégé.

■ Les transférer dans un faitout, ajouter l'oignon émincé, l'ail haché, le jus de tomate, le curry, le jus du citron, du sel et du poivre.

■ Porter à ébullition, puis cuire à feu doux pendant environ 30 minutes.

Entrecôte sauce au vin

Pour 6 personnes

- **6 entrecôtes**
- **4 échalotes épluchées et finement hachées**
- **4 cuillerées à soupe de persil haché**
- **1 verre de vin rouge**
- **Sel et poivre**

■ Faire cuire les entrecôtes dans une poêle, saler et poivrer.
■ Verser le vin dans une casserole. Ajouter les échalotes et le persil, couvrir et laisser réduire à feu doux pendant 15 minutes.
■ Servir les entrecôtes nappées de cette sauce.

Steaks de bœuf à la tomate

Pour 6 personnes

- **6 steaks de bœuf**
- **10 g de beurre allégé**
- **2 boîtes de tomates pelées**
- **3 gousses d'ail pelées et hachées**
- **4 feuilles de basilic**
- **Sel et poivre**

■ Faire fondre le beurre allégé dans une poêle et y mettre à cuire les steaks de bœuf. Saler et poivrer.

■ Dès que les steaks sont cuits, ajouter les tomates pelées, l'ail haché et les feuilles de basilic.

■ Laisser mijoter pendant quelques minutes et servir.

Steaks hachés bonne-maman

Pour 6 personnes

- **600 g de bœuf haché**
- **2 œufs**
- **1 gros oignon épluché et haché**
- **2 gousses d'ail pelées et hachées**
- **3 cuillerées à café de moutarde forte**
- **50 g de gruyère râpé allégé**
- **1 verre d'eau**
- **Persil haché**
- **Paprika**
- **Sel et poivre**

■ Mélanger la viande hachée, les œufs battus, l'oignon, l'ail, du persil, du sel et du poivre dans un saladier.

■ Préparer six steaks de cette préparation et les faire cuire à la poêle sans ajout de matières grasses. Sur l'une des faces de chaque steak, étaler la moutarde et ajouter un peu de gruyère râpé.

■ Déglacer la poêle avec le verre d'eau et laisser encore mijoter à couvert pendant 10 minutes.

■ Saupoudrer les steaks hachés de paprika et servir aussitôt.

Pain de bœuf et de volaille aux poivrons

Pour 6 personnes

- **300 g de viande de bœuf hachée**
- **400 g de hachis de volaille**
- **2 verres de jus de tomate**
- **2 œufs**
- **1 oignon pelé et haché**
- **1 poivron vert épluché et haché**
- **3 cuillerées à soupe de persil haché**
- **1 verre d'eau**
- **1/2 poivron rouge épluché et émincé**
- **Sel et poivre**

■ Préchauffer le four à 200 °C (th. 6-7).

■ Mettre dans un saladier la viande hachée et le hachis de volaille, le jus de tomate, les œufs, l'oignon haché, le poivron vert haché, le persil, du sel et du poivre. Bien malaxer.

■ Placer cette préparation dans une terrine et la recouvrir d'une feuille de papier d'aluminium, puis enfourner et laisser cuire pendant 45 minutes.

■ Enlever la feuille de papier d'aluminium, disposer le poivron rouge sur le pain de viande et prolonger la cuisson pendant 15 minutes.

■ Servir chaud ou froid.

Pain de bœuf et de volaille aux asperges

Pour 6 personnes

- **300 g de viande de bœuf hachée**
- **400 g de hachis de volaille**
- **1 boîte d'asperges**
- **2 œufs**
- **1 oignon épluché et haché**
- **1 gousse d'ail pelée et hachée**
- **3 cuillerées à soupe de persil haché**
- **Sel et poivre**

■ Préchauffer le four à 200 °C (th. 6-7).

■ Découper les asperges en petits morceaux.

■ Mettre la viande hachée dans un saladier et ajouter le hachis de volaille, les œufs battus, l'oignon, l'ail, le persil, du sel et du poivre. Bien malaxer.

■ Placer cette préparation dans une terrine et la recouvrir d'une feuille de papier d'aluminium, puis enfourner et laisser cuire pendant 1 heure.

■ Servir chaud ou froid.

Lapin à la moutarde, tomates et courgettes

Pour 6 personnes

- **6 morceaux de lapin de votre choix**
- **4 cuillerées à soupe de moutarde forte**
- **2 courgettes**
- **3 oignons**
- **5 tomates**
- **1 verre d'eau**
- **20 cl de crème allégée à 4 % de matières grasses**
- **Sel et poivre**

■ Badigeonner de moutarde forte les morceaux de lapin.

■ Éplucher les courgettes et oignons. Couper les courgettes en rondelles, émincer les oignons et découper les tomates en morceaux.

■ Faire revenir à feu très doux (sans adjonction de matières grasses) les morceaux de lapin dans un faitout.

■ Ajouter les courgettes, les oignons, les tomates et le verre d'eau. Saler et poivrer.

■ Couvrir et laisser mijoter pendant 1 heure au minimum, en ajoutant de l'eau si besoin est.

■ Ajouter la crème allégée en fin de cuisson et servir bien chaud.

Les légumes

Aubergines farcies à la tomate et au poivron

Pour 6 personnes

- **6 aubergines**
- **4 tomates**
- **2 poivrons verts**
- **3 feuilles de basilic**
- **Sel et poivre**

■ Préchauffer le four à 200 °C (th. 6-7).
■ Porter de l'eau à ébullition dans un faitout, puis y jeter les aubergines non épluchées et les cuire pendant 10 minutes.
■ Sortir les aubergines de l'eau, les couper en deux dans le sens de la longueur et enlever un peu de chair dans leur partie centrale.
■ Mixer cette chair avec les tomates, les poivrons et le basilic. Saler, poivrer et garnir les aubergines de cette farce.
■ Enfourner et laisser cuire pendant 20 minutes.

Poivrons farcis

Pour 6 personnes

- **6 poivrons verts**
- **2 cuillerées à soupe d'huile d'olive**
- **1 oignon épluché et émincé**
- **1 grosse boîte de tomates pelées**
- **600 g de hachis de volaille**
- **4 gousses d'ail pelées et hachées**
- **3 feuilles de basilic**
- **Sel et poivre**

▪ Préchauffer le four à 200 °C (th. 6-7).

▪ Porter de l'eau à ébullition dans un faitout, puis y jeter les poivrons et les laisser cuire pendant 5 minutes. Les égoutter, les couper en deux et les vider.

▪ Faire chauffer l'huile d'olive dans une poêle et y jeter l'oignon émincé et les tomates pelées.

▪ Baisser le feu et ajouter le hachis de volaille, l'ail haché et les feuilles de basilic. Saler et poivrer. Laisser mijoter à couvert pendant quelques minutes.

▪ Farcir les poivrons de cette préparation à l'aide d'une spatule, enfourner et laisser cuire pendant 45 minutes.

Quiche aux épinards

Pour 4 personnes

- **1 sachet d'épinards en feuilles surgelés**
- **3 œufs**
- **100 g de farine**
- **100 g de gruyère râpé allégé**
- **20 cl de crème allégée à 4 % de matières grasses**
- **Sel et poivre**

■ Préchauffer le four à 180 °C (th. 6).

■ Faire décongeler les épinards, puis les étaler dans un moule à tarte.

■ Battre les œufs dans un saladier. Ajouter la farine, le gruyère, la crème allégée, du sel et du poivre.

■ Mélanger bien l'ensemble et verser sur les feuilles d'épinards.

■ Enfourner et laisser cuire pendant 40 minutes.

Ratatouille

Pour 6 personnes

- **1 grosse boîte de tomates pelées**
- **4 courgettes**
- **2 aubergines**
- **3 gousses d'ail hachées**
- **1 cuillerée à soupe d'huile d'olive**
- **Basilic**
- **Sel et poivre**

▪ Couper les courgettes et les aubergines en rondelles.
▪ Mettre les tomates pelées, les aubergines et les courgettes dans un faitout. Ajouter l'ail haché, le basilic et l'huile d'olive.
▪ Faire mijoter pendant 1 heure à feu doux, en remuant les légumes de temps en temps.

Mousse de céleri

Pour 6 personnes

- **1 céleri-rave de 1,5 kg**
- **10 g de beurre allégé**
- **3 blancs d'œuf**
- **Sel et poivre**

■ Éplucher le céleri et le couper en morceaux, puis le faire cuire à la vapeur pendant 15 minutes.

■ Mixer le céleri avec le beurre, les blancs d'œuf, du sel et du poivre.

■ Servir chaud.

Champignons farcis au jambon

Pour 6 personnes

- **12 gros champignons de Paris**
- **200 g de jambon blanc**
- **1 oignon**
- **2 gousses d'ail**
- **Sel et poivre**

■ Préchauffer le four à 200 °C (th. 6-7).
■ Équeuter les champignons de Paris, laver délicatement les chapeaux et les laisser sécher sur du papier absorbant.
■ Éplucher les queues des champignons et les mixer avec le jambon blanc, l'oignon et l'ail. Saler et poivrer.
■ Répartir cette farce dans les chapeaux des champignons et les disposer dans un plat allant au four.
■ Enfourner, puis laisser cuire pendant une vingtaine de minutes.

Champignons farcis au parmesan

Pour 6 personnes

- **12 gros champignons de Paris**
- **2 oignons hachés**
- **40 g de parmesan râpé**
- **1 pincée de paprika**
- **Sel et poivre**

■ Préchauffer le four à 200 °C (th. 6-7).
■ Équeuter les champignons, laver délicatement les chapeaux et les laisser sécher sur du papier absorbant.
■ Éplucher les queues des champignons et les mixer avec les oignons et le parmesan. Saler et poivrer.
■ Répartir cette farce dans les chapeaux des champignons et les disposer dans un plat allant au four.
■ Saupoudrer de paprika, enfourner et laisser cuire pendant une vingtaine de minutes.

Artichauts

■ Nettoyer les artichauts, leur couper la queue et retirer les feuilles abîmées.

■ Porter à ébullition une grande quantité d'eau salée, y plonger les artichauts et les laisser cuire pendant 30 à 40 minutes selon leur taille.

■ Les égoutter et les laisser tiédir avant de les déguster.

Cake au brocoli et au poivron

Pour 6 personnes

- **4 œufs**
- **150 g de farine**
- **100 g de gruyère allégé râpé**
- **30 cl de crème allégée à 4 % de matières grasses**
- **1 brocoli**
- **1 poivron vert épluché et émincé**
- **1 poivron rouge épluché et émincé**
- **Sel et poivre**

■ Préchauffer le four à 180 °C (th. 6).
■ Battre les œufs dans un saladier, puis incorporer la farine, le gruyère allégé, la crème allégée, du sel et du poivre. Ajouter des petits bouquets de brocoli ainsi que les poivrons émincés.
■ Transférez cette préparation dans un moule à cake, enfourner et laisser cuire pendant 40 minutes.
■ Servir chaud ou froid.

Épinards sauce au curry

Pour 6 personnes

- **1 sachet d'épinards hachés surgelés**
- **20 cl de crème allégée à 4 % de matières grasses**
- **1 cuillerée à soupe de curry**
- **1 pincée de noix de muscade**
- **Sel et poivre**

■ Décongeler les épinards et les garder au chaud.
■ Mettre dans un saladier la crème, le curry, la noix de muscade, du sel et du poivre. Bien mélanger le tout.
■ Napper les épinards de cette sauce et les servir aussitôt.

Haricots verts à la provençale

Pour 6 personnes

- **1 kg de haricots verts**
- **600 g de tomates**
- **3 gousses d'ail**
- **1 cuillerée à soupe de basilic**
- **1 cuillerée à soupe d'herbes de Provence**
- **Sel et poivre**

■ Effiler les haricots verts. Les faire cuire à la vapeur pendant 30 minutes, puis les égoutter.
■ Couper les tomates en rondelles.
■ Éplucher les gousses d'ail et les hacher.
■ Mettre dans un faitout les haricots verts, les tomates coupées, l'ail haché, le basilic et les herbes. Saler et poivrer.
■ Couvrir le faitout et laisser les légumes mijoter à feu doux pendant 10 à 12 minutes.

Fenouil et coulis de tomates

Pour 6 personnes

- **3 bulbes de fenouil**
- **1 boîte de tomates concassées**
- **1 cuillerée à soupe de concentré de tomates**
- **4 gousses d'ail pelées et hachées**
- **Thym, basilic**
- **Sel et poivre**

■ Laver les bulbes de fenouil, les couper en deux et les faire blanchir dans de l'eau bouillante salée pendant 10 minutes.
■ Mettre dans une casserole les tomates concassées, le concentré de tomates, l'ail, du thym, du basilic, du sel et du poivre.
■ Égoutter le fenouil, le déposer dans le coulis et laisser cuire à feu doux pendant 30 minutes.

Champignons à la grecque

Pour 6 personnes

- **600 g de champignons de Paris nettoyés**
- **1 gros oignon épluché et haché**
- **2 gousses d'ail pelées et pilées**
- **1 verre de jus de tomate**
- **1 citron**
- **1 cuillerée à café de basilic déshydraté ou quelques feuilles fraîches**
- **1/2 cuillerée à café de coriandre moulue**
- **Sel et poivre**

■ Presser le citron et mettre tous les ingrédients de la recette dans un faitout, sans ordre particulier.
■ Porter à ébullition, puis laisser frémir à feu moyen le temps que les champignons absorbent tout le liquide.
■ Servir froid.

Haricots verts, coulis de tomates et purée de chou-fleur

Pour 6 personnes

- **1 gros chou-fleur**
- **500 g de haricots verts fins**
- **1 blanc d'œuf**
- **1 boîte de tomates concassées**
- **1 cuillerée à soupe de concentré de tomates**
- **4 gousses d'ail pelées et hachées**
- **Thym**
- **Basilic**
- **Sel et poivre**

■ Faire cuire les bouquets de chou-fleur et les haricots verts à la vapeur pendant 20 à 25 minutes.

■ Mixer le chou-fleur, saler et poivrer, puis ajouter un blanc d'œuf à cette purée.

■ Mettre les tomates concassées dans une casserole, ajouter le concentré de tomates, l'ail, du thym, du basilic, du sel et du poivre, et mélanger.

■ Déposer les haricots verts dans le coulis et laisser cuire à feu doux pendant 30 minutes.

■ Réchauffer la purée de chou-fleur au four à micro-ondes pendant les 3 dernières minutes de la cuisson des haricots verts.

Flan de poireaux

Pour 6 personnes

- **12 poireaux**
- **2 œufs**
- **1 verre de lait écrémé**
- **20 cl de crème allégée à 4 % de matières grasses**
- **25 g de gruyère allégé râpé**
- **Sel et poivre**

■ Préchauffer le four à 180 °C (th. 6).

■ Laver les poireaux. Supprimer les extrémités vert foncé pour ne garder que les parties blanches ou légèrement vertes. Couper les poireaux en tronçons et les faire cuire à la vapeur pendant 15 minutes.

■ Battre les œufs, le lait et la crème. Saler et poivrer.

■ Bien égoutter les poireaux. Les disposer dans un plat à gratin, verser par-dessus le mélange précédent et saupoudrer le tout de gruyère râpé.

■ Enfourner et laisser cuire pendant 25 minutes.

■ Servir bien chaud.

Tomates à la provençale

Pour 6 personnes

- **6 belles tomates**
- **2 cuillerées à soupe d'huile d'olive**
- **1 Cracotte**
- **6 gousses d'ail pelées et hachées**
- **2 pincées d'herbes de Provence**
- **Persil haché**
- **Sel et poivre**

■ Préchauffer le four à 200 °C (th. 6-7).

■ Couper les tomates en deux et les badigeonner d'huile d'olive.

■ Concasser la Cracotte dans un saladier et ajouter l'ail haché, du persil, les herbes de Provence, du sel et du poivre. Bien mélanger et saupoudrer les tomates de cette préparation.

■ Enfourner et laisser cuire pendant 10 minutes.

Gratin de chou-fleur

Pour 6 personnes

- **800 g de chou-fleur**
- **3 œufs**
- **300 g de fromage blanc à 0 % de matières grasses**
- **50 g de gruyère allégé râpé**
- **1 pincée de noix de muscade**
- **Sel et poivre**

■ Préchauffer le four à 180 °C (th. 6).

■ Séparer le chou-fleur en bouquets et laver ces derniers, puis les faire cuire à la vapeur pendant 30 minutes.

■ Casser les œufs en séparant les blancs des jaunes. Monter les blancs en neige.

■ Mixer les bouquets de chou-fleur cuits avec les jaunes d'œuf et le fromage blanc. Saler, poivrer et incorporer délicatement les blancs montés en neige.

■ Mettre le tout dans un plat à gratin et saupoudrer du gruyère râpé et de la noix de muscade.

■ Enfourner et laisser cuire pendant 30 minutes, puis servir bien chaud.

Gratin de légumes

Pour 6 personnes

- **3 oignons**
- **2 blancs de poireau**
- **2 fenouils**
- **4 œufs**
- **20 cl de crème allégée à 4 % de matières grasses**
- **Ciboulette hachée**
- **Sel et poivre**

Pour le coulis de tomates fraîches au basilic :

- **500 g de tomates**
- **1 cuillerée à café de basilic**
- **20 g de beurre allégé**
- **Sel et poivre**

■ Préchauffer le four à 180 °C (th. 6).

■ Peler et émincer les oignons. Nettoyer les blancs de poireau et les fenouils, couper le tout en lamelles. Jeter les légumes dans un faitout et les faire cuire pendant 15 minutes. Laisser tiédir.

■ Mélanger les légumes avec les œufs battus, la crème allégée, la ciboulette hachée, du sel et du poivre.

■ Disposer les légumes dans un plat allant au four et verser par-dessus la préparation précédente. Enfourner et laisser cuire pendant 30 à 40 minutes.

■ Pendant ce temps, préparer le coulis. Ébouillanter les tomates et les peler, puis les faire chauffer pendant 15 minutes environ, en remuant sans cesse afin d'obtenir une sauce homogène.

■ Ajouter le beurre, petit à petit et en continuant de bien mélanger. Saler et poivrer.

■ Au moment de servir, jeter le basilic dans le coulis de tomates et napper de ce dernier le gratin de légumes.

Gratin de poireaux au jambon

Pour 6 personnes

- **1,5 kg de poireaux**
- **200 g de jambon blanc**
- **6 cuillerées à soupe de lait écrémé**
- **20 cl de crème allégée à 4 % de matières grasses**
- **Sel et poivre**

■ Préchauffer le four à 180 °C (th. 6).

■ Laver les poireaux et supprimer les extrémités vert foncé pour ne garder que les parties blanches ou légèrement vertes. Couper les poireaux en tronçons.

■ Hacher le jambon blanc.

■ Déposer les poireaux dans un plat à gratin et verser par-dessus le lait et la crème. Saler, poivrer, ajouter le jambon haché et bien mélanger l'ensemble.

■ Recouvrir le plat d'une feuille de papier d'aluminium, enfourner et laisser cuire pendant 1 heure environ.

■ Servir bien chaud.

Gratin de courgettes

Pour 6 personnes

- **1 kg de courgettes**
- **3 œufs**
- **1 verre de lait écrémé**
- **1 pincée de poudre de thym**
- **1 gousse d'ail pelée et hachée**
- **Sel et poivre**

■ Préchauffer le four à 200 °C (th. 6-7).

■ Éplucher les courgettes et les couper en rondelles.

■ Battre les œufs avec le verre de lait, du sel, du poivre, le thym et l'ail haché.

■ Mettre les rondelles de courgette dans un plat à gratin et verser par-dessus le mélange précédent.

■ Recouvrir le plat d'une feuille de papier d'aluminium, enfourner et laisser cuire pendant 20 minutes.

■ Enlever alors la feuille de papier d'aluminium et prolonger la cuisson de 10 minutes pour laisser gratiner.

Les desserts

Mousse au chocolat

Pour 6 personnes

- **300 g de chocolat à 70 % de cacao au moins**
- **5 œufs**
- **1 pincée de sel**
- **20 cl de crème allégée à 4 % de matières grasses**

■ Casser le chocolat en morceaux.

■ Mettre 2 cuillerées à soupe d'eau dans une casserole, ajouter le chocolat et porter sur feu doux en remuant souvent.

■ Casser les œufs en séparant les jaunes des blancs. Monter les blancs en neige avec la pincée de sel.

■ Bien battre les jaunes d'œuf avec la crème.

■ Dès que le chocolat est fondu, le mettre hors du feu et le laisser refroidir un peu avant de le mélanger aux jaunes d'œuf battus.

■ Incorporer doucement les blancs d'œuf montés en neige et réserver la mousse au réfrigérateur pendant au moins 2 heures.

Mousse au chocolat croquant au caramel

Pour 6 personnes

- **300 g de chocolat noir croquant au caramel**
- **5 œufs**
- **1 pincée de sel**
- **20 cl de crème allégée à 4 % de matières grasses**

■ Casser le chocolat en morceaux.

■ Mettre 2 cuillerées à soupe d'eau dans une casserole, ajouter le chocolat et porter sur feu doux en remuant souvent.

■ Casser les œufs en séparant les jaunes des blancs. Monter les blancs en neige avec la pincée de sel.

■ Bien battre les jaunes d'œuf avec la crème.

■ Dès que le chocolat est fondu, le mettre hors du feu et le laisser refroidir un peu avant de le mélanger aux jaunes d'œuf battus.

■ Incorporer doucement les blancs d'œuf montés en neige et réserver la mousse au réfrigérateur pendant au moins 2 heures.

Mousse au chocolat noir aux écorces d'orange

Pour 6 personnes

- **2 plaques de 100 g de chocolat à 70 % de cacao au moins**
- **1 plaque de 100 g de chocolat noir aux écorces d'orange**
- **6 œufs**
- **1 pincée de sel**
- **1/2 orange**

■ Casser les chocolats en morceaux. Presser la demi-orange.

■ Mettre 2 cuillerées à soupe d'eau dans une casserole, ajouter le chocolat et porter sur feu doux en remuant souvent.

■ Casser les œufs en séparant les jaunes des blancs. Monter tous les blancs en neige avec la pincée de sel.

■ Battre 4 jaunes d'œuf avec le jus d'orange.

■ Dès que le chocolat est fondu, le mettre hors du feu et le laisser refroidir un peu avant de le mélanger aux jaunes d'œuf battus.

■ Incorporer doucement les blancs d'œuf montés en neige à la préparation précédente (il est aussi possible d'ajouter des zestes d'orange).

■ Mettre la mousse pendant 20 minutes au congélateur, puis la réserver au réfrigérateur.

■ Servir avec un peu de sorbet à la mandarine.

Œufs à la neige

Pour 4 personnes

- **3 œufs**
- **3 cuillerées à soupe d'aspartam**
- **50 cl de lait écrémé**
- **Extrait de vanille**
- **1 pincée de sel**
- **1 litre d'eau vinaigrée**

■ Casser les œufs en séparant les jaunes des blancs.
■ Fouetter les jaunes avec 2 cuillerées à soupe d'aspartam jusqu'à ce que le mélange soit bien mousseux.
■ Faire chauffer le lait additionné de l'extrait de vanille. L'incorporer petit à petit aux jaunes d'œuf, puis transférer le tout dans la casserole et faire cuire sur feu doux en remuant sans cesse jusqu'à ce que la crème nappe la cuillère. Retirer du feu et laisser refroidir.
■ Monter les blancs d'œuf en neige avec la pincée de sel et la dernière cuillerée d'aspartam. Former des quenelles de blancs en neige et les faire pocher dans l'eau vinaigrée frémissante.
■ Répartir la crème refroidie dans quatre coupes et y déposer les blancs d'œuf pochés.
■ Réserver au réfrigérateur jusqu'au moment de servir.

Bavarois au citron vert

Pour 6 personnes

- **3 feuilles de gélatine**
- **3 œufs**
- **600 g de fromage blanc à 0 % de matières grasses**
- **3 citrons verts**
- **6 cuillerées à soupe d'aspartam**
- **Zestes de citron**
- **1 pincée de sel**

■ Faire tremper les feuilles de gélatine dans l'eau froide pendant 15 minutes.

■ Casser les œufs en séparant les jaunes des blancs.

■ Fouetter le fromage blanc avec 2 jaunes d'œuf, le jus des citrons et l'aspartam jusqu'à obtenir un mélange très homogène. Ajouter les zestes et la gélatine.

■ Monter les blancs d'œuf en neige ferme avec la pincée de sel et les incorporer doucement au mélange précédent.

■ Répartir cette préparation dans six coupes et réserver au réfrigérateur durant 2 à 3 heures au moins avant de servir.

Crème au café et chocolat

Pour 6 personnes

- **1 plaque de 100 g de chocolat noir à 70 % de cacao au moins**
- **2 cuillerées à soupe de café soluble**
- **2 gouttes d'extrait de noisette**
- **400 g de fromage blanc à 0 % de matières grasses**
- **2 yaourts nature brassés à 0 % de matières grasses**
- **6 cuillerées à soupe d'aspartam**
- **3 œufs**
- **1 pincée de sel**

▪ Râper le chocolat.

▪ Délayer le café soluble dans 1 cuillerée à soupe d'eau tiède et ajouter les gouttes d'extrait de noisette.

▪ Incorporer au fromage blanc les yaourts, l'aspartam, le chocolat râpé et le café. Fouetter l'ensemble.

▪ Casser les œufs en séparant les jaunes des blancs.

▪ Monter les blancs d'œuf en neige ferme avec la pincée de sel, puis les mélanger délicatement au fromage blanc battu jusqu'à obtenir une crème très onctueuse.

▪ Répartir cette préparation dans six coupes et la laisser au réfrigérateur pendant 2 à 3 heures avant de la servir.

Gâteau au fromage blanc

Pour 6 personnes

- **500 g de fromage blanc à 0 % de matières grasses**
- **10 g de fécule**
- **1 cuillerée à café d'extrait de vanille**
- **3 cuillerées à soupe de fructose**
- **3 œufs**
- **1 pincée de sel**

■ Préchauffer le four à 200 °C (th. 6-7).
■ Casser les œufs en séparant les jaunes des blancs.
■ Fouetter le fromage blanc, la fécule, les jaunes d'œuf, la vanille et le fructose.
■ Monter les blancs d'œuf en neige ferme avec la pincée de sel, puis les incorporer délicatement au fromage blanc battu pour obtenir une crème très onctueuse.
■ Verser ce mélange dans un plat allant au four ou dans un moule à gâteau, enfourner et laisser cuire pendant 30 minutes.
■ Servir frais.

Fondants tout chocolat

Pour 8 personnes

- **200 g de chocolat noir à 76 % de cacao**
- **3 cuillerées à soupe d'eau**
- **25 g de beurre allégé**
- **4 œufs**
- **2 cuillerées à soupe de farine**
- **50 g de fructose**
- **8 carrés de chocolat noir à 76 % de cacao**

■ Préchauffez le four à 220 °C (th. 6-7).

■ Mettre les 200 g de chocolat et le beurre dans une casserole, et les faire fondre dans les 3 cuillerées à soupe d'eau.

■ Dans un saladier, battre les œufs avec la farine et le fructose, puis incorporer le chocolat fondu au mélange.

■ Répartir cette préparation dans huit ramequins et enfoncer au centre de chacun d'eux 1 carré de chocolat.

■ Enfourner et laisser cuire pendant 10 minutes.

■ Servir encore tiède.

Purée de fraises au fromage blanc

Pour 4 personnes

- **300 g de fraises**
- **500 g de fromage blanc à 0 % de matières grasses en faisselle**
- **20 cl de crème allégée à 4 % de matières grasses**
- **1 cuillerée à soupe de fructose**
- **Menthe fraîche**

■ Mixer les fraises de façon à les réduire en purée.
■ Mettre le fromage blanc égoutté dans un saladier et ajouter 4 cuillerées à soupe de purée de fraises, 2 feuilles de menthe hachées et le fructose.
■ Battre la crème et l'incorporer au fromage blanc.
■ Remplir quatre coupes en alternant couches de fromage blanc crémeux et couches de purée de fraises, en terminant par une couche de fromage blanc.
■ Décorer chaque coupe d'une fraise et d'une feuille de menthe.

Mousse glacée aux citrons verts

Pour 6 personnes

- **4 œufs**
- **1 pincée de sel**
- **500 g de fromage blanc à 0 % de matières grasses**
- **5 citrons verts**
- **Des zestes de citron**

■ Casser les œufs en séparant les jaunes des blancs. Monter les blancs en neige avec la pincée de sel.

■ Fouetter le fromage blanc avec le jus des citrons verts et les zestes.

■ Incorporer doucement les blancs d'œuf montés en neige, puis mettre au congélateur pendant au minimum 2 heures.

Index des recettes

A

B

C

D

E

F

G

H

J

L

M

O

P

Q

R

S

T

V

Index des produits

Anchois

Asperge

Artichaut

Aubergine

Avocat

Blette

Bœuf

Chou

Chou-fleur

Citron vert

Colin

Coquelet

Coquille Saint-Jacques

Courgette

Cresson

Crevette

Daurade

Dinde

Endive

Épinard

Fenouil

Flétan

Fraise

Fromage blanc

Haricot blanc

Haricot vert

Jambon

Langoustine

Lapin

Lotte

Moule

Œuf

Oseille

Poireau

Poivron

Poule

Poulet

Rouget

Saumon

Sole

Thon

Tomate

Turbot

Veau

Table des matières des recettes

Les sauces

Soupes, potages et veloutés

Entrées et salades

Les œufs

Poissons et fruits de mer

Les volailles

Les viandes

Les légumes

Les desserts

Photographie de couverture : Philippe Vaures Santamaria

Imprimé en France par Brodard et Taupin
Dépôt légal : Février 2007
N° d' impression : 39505
ISBN : 978-2-0123-7210-8
23-39-7210-01-0